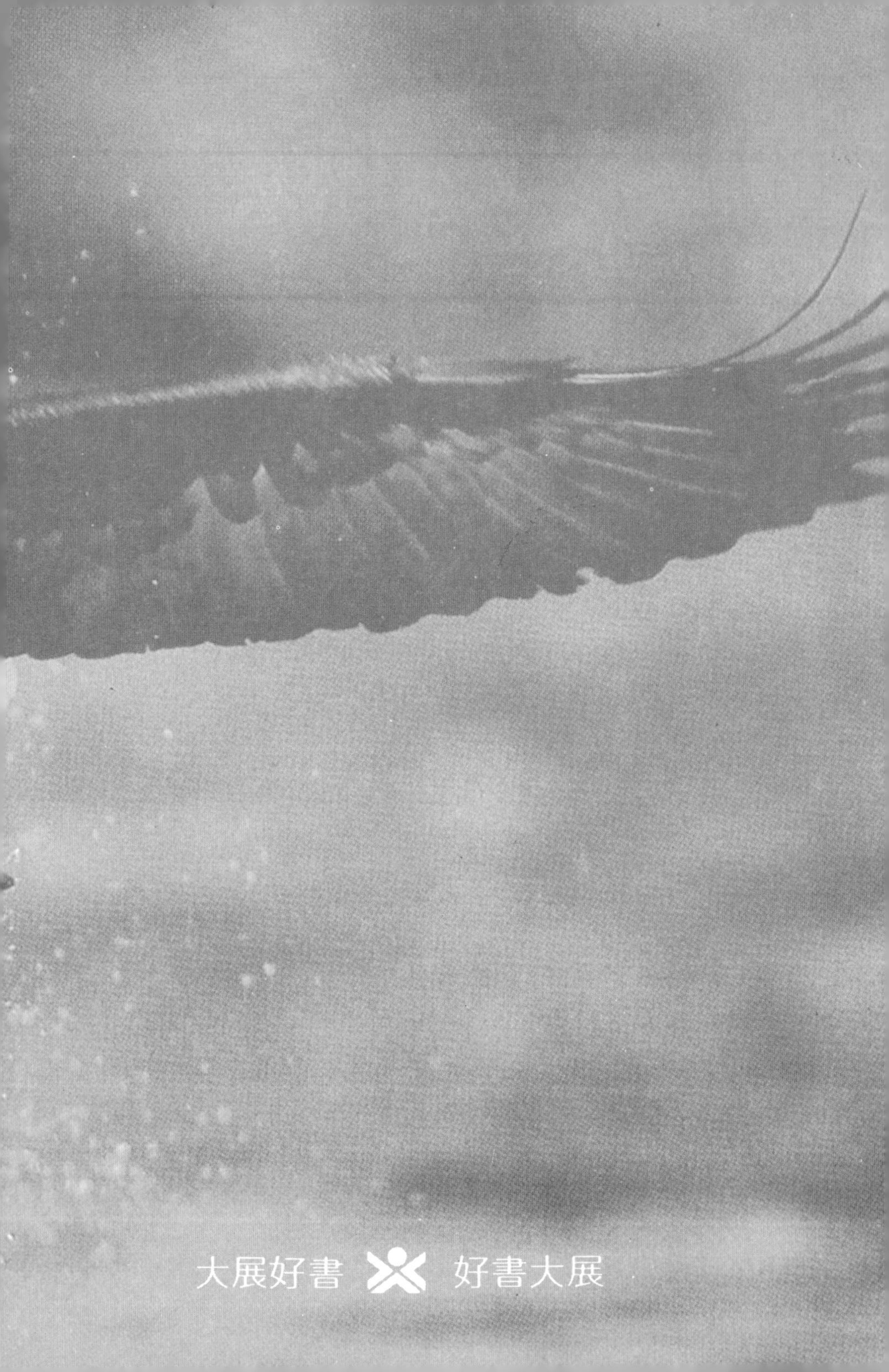
大展好書 好書大展

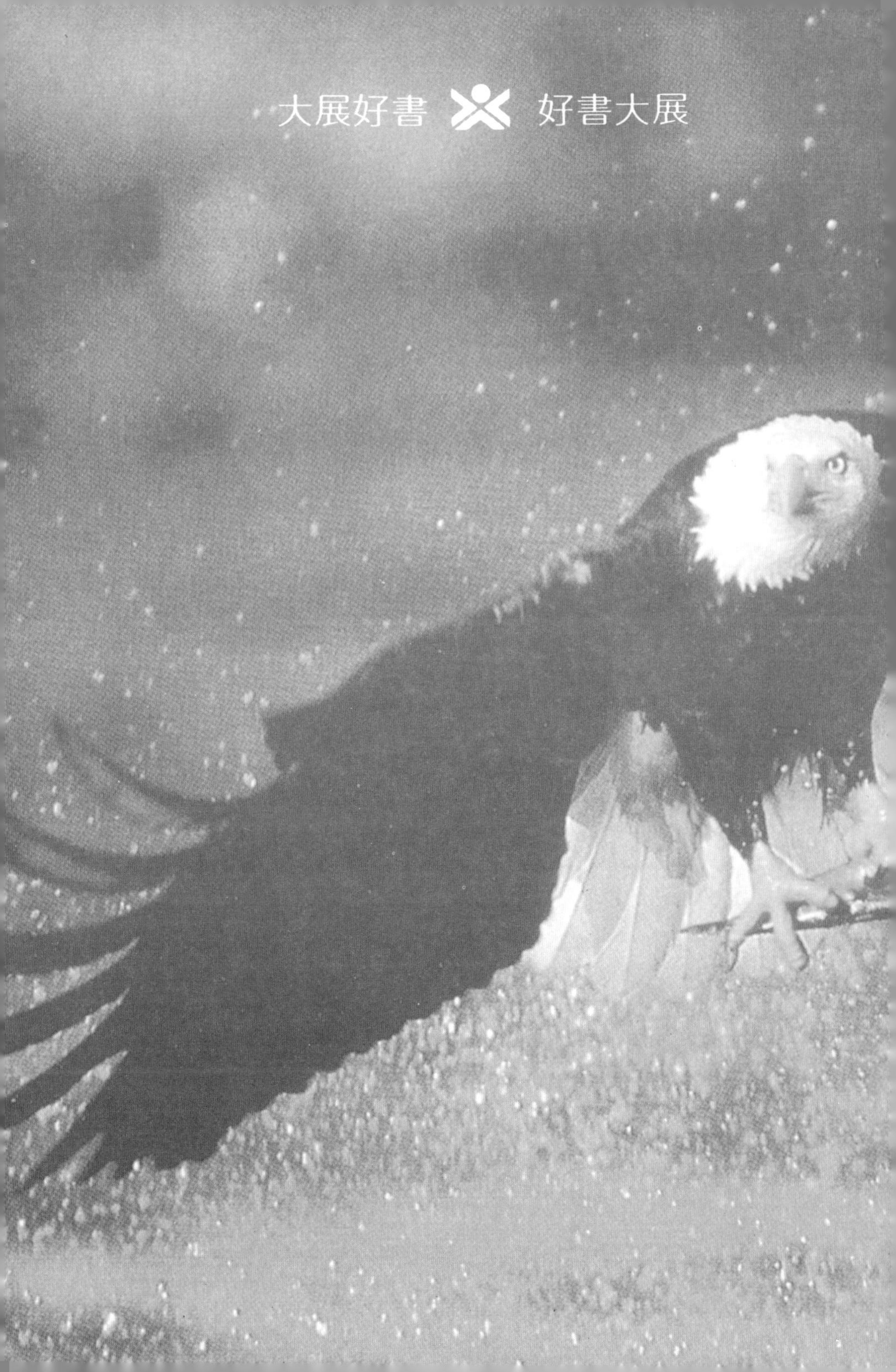
大展好書 好書大展

前言

去年夏天，每日新聞社的柏木先生前來拜訪，邀請我針對「男性更年期」的問題作演講。於是本人藉此機會撰寫了「爸爸的更年期」一書。

一開始，引發我認為由於男性荷爾蒙的影響，可能造成男性也有更年期的理由，是因為處理關於「三菱電機東部電腦系統」的問題。記得當時是西元一九八二年，成為三菱企業的產業醫師，處理許多職員的健康診斷以及協談心理問題，因此，我認為男性也有更年期。

雖然男性不像女性會出現明顯的更年期症狀，但是，相當於女性的卵巢，當男性睪丸製造的激素，或是合成的男性荷爾蒙（睪酮）的分泌量開始逐漸減少時，便會產生各種身心的變化及症狀。男性荷爾蒙開始減少的年齡與成人病增加的年齡相重疊，因此，很容易被認為是一種臨床症狀。可是，國內目前並沒有「

男性更年期」的概念。因為和女性同樣地能診斷出更年期症狀，所以我認為應該有「男性更年期」科。

以往，男性對女性更年期擁有不好的印象。事實上，隨著年齡的增長，身心產生變化是理所當然的事情。出現情緒障礙、失眠、肩膀痠痛、頭痛等各種症狀，也是必然的。但是，若這些症狀長期持續，便會對生活造成阻礙。到了停經期，通稱其為「更年期障礙」，形成一種病態表現。

更年期障礙自覺症狀非常多，自己的丈夫及他人均無法了解，女性遂面對了難以向他人說明調適紊亂的煩惱。同樣地，男性荷爾蒙減少也導致男性產生與女性更年期相同的「心情焦躁」及「情緒不穩」現象。男性雖不如女性激烈，但經由檢查若無任何器質異常現象，則可考慮從男性更年期加以說明，那麼，許多男性就可以理解了。

男性更年期不如女性，具有自己清楚了解的停經訊息，所以極容易被忽略。男性荷爾蒙的分泌，即使減少，絕不會完全沒有。因此，若有「體調紊亂」或是「不舒服」、「憂鬱狀態」，有些人在不知不覺中就度過了，有些無法度過的人，便求助於醫師。大多數人較容易察覺到的現象是精力減退……。

再次強調，男性更年期並無明確訊息。因此，丈夫了解妻子的更年期，同樣地，妻子也應認識「丈夫亦有更年期」。如此一來，丈夫到了中高年齡層表現出「極度任性」、「幼稚無理」、「焦躁易怒」等等現象，做妻子的就容易理解了。不僅在家庭內，在工作崗位中亦是如此。

那麼，究竟應如何解決呢？檢證了各種例子，試圖從中尋出答案，便是本書撰寫的目的。

特別值得一提的是：每日新聞的柏木先生以「自身」體調的紊亂提出疑問。大多數人講起別人的話題總能侃侃而談，但如柏木先生真實地剖析自我提出疑問，確是十分勇敢的作法。我想因為他是記者的緣故，為了收集報導客觀詳實的資料，而採取如此勇敢的表現，的確令人喝采。

柏木先生在收集資料的表現上，充分表達出「上班族的心聲」，相信一定能攫取許多讀者的心。

覺得自己無能的更年期上班族為數衆多，對於上班族以及管理監督者而言，我認為『爸爸的更年期』是必讀之書。

北鎌倉杏林堂醫院院長　醫學博士　河野孝旺

目錄

前言……三
第一章　擺脫壓力的方法
男性也有不定愁訴症候群！……一四
「心中的失落感」是初期症狀之一……一六
「失敗的狗」與自責的念頭……一八
厚牆導出不幸的結論……二一
無法熟睡、心情鬱悶……自殺念頭……二三
「身心偏差導致失敗」……二五
中間管理職的「晉陞憂鬱症」……二八
「被選擇」的父親……三〇
第二章　「憂鬱症狀」與「憂鬱病」的實態
精神機能疲憊，腦細胞退化?!……三四

「請救救憂鬱的杉田！」……三六
「責任」是管理職的「業務範圍」……三九
「我罹患了口內乾燥症」……四一
男性的象徵器官發生腫脹？……四四
男性更年期是成人病的「百寶箱」……四六

第三章　戰勝猝死！

膽固醇是最大的「元兇」……五〇
撿拾粒子的優良垃圾車……五二
毫無治療餘地的「猝死」……五五
陸續增加的生力軍「偏差值優秀醫師」……五七
猝死的預防！……五九
再發的危險性為百分之二十……六二
「左胸疼痛」的發作……六四

第四章　大腸癌為何不足為懼？

高爾夫球場的「未完成交響曲」？……六八

便秘是因與致癌物質長期接觸而形成的……七〇
重視說明的理由……七三
大腸息肉是大腸癌的警訊！……七五
「爸爸快出來」的危險性……七七

第五章　新的「難病」：「科技壓力症候群」

現在的天才都罹患了「科技依賴症」……八二
韌性極強的爸爸們的「科技不安症」……八四

第六章　肺癌與「煙」相關考察

不僅令人「困擾」，且令人「迷惑」的二手煙……八八
「煙的味道很難抽……」……九〇
「CT」與「痰培養法」的不同……九三

第七章　避免後悔莫及的「食道癌對策」

男女比為七比一，是男性的「勝利」……九八
與奧姆真理教無關的「溫熱療法」……一〇〇

第八章 「胃癌」與「胃潰瘍」的因果關係
喝咖啡會造成胃潰瘍嗎？……一〇四
犯人是皮洛里菌……一〇六
建議喝餐前酒真正的「目的」……一〇九
還要持續服用常備藥嗎？……一一一
A型人容易陷入壓力病的根據……一一四

第九章 迎向人生的「午後」與「日落」
配合年齡的衰老才是最大的「幸福」……一一八
沒有「玩心」的人與「不圓滑」的人必須注意……一二〇
黃昏時邋鞦韆……一二三

第十章 對爸爸的「性生活」的建議
不接受丈夫的妻子……一二八
應該要捨棄勃起→射精→快感的想法……一三〇
什麼是「狗的中風」？……一三三

第十一章　足、眼鏡與醉酒的「講座」

第二心臟是由「鞋子」的好壞而決定的……一三八
使爸爸煩惱的「三種型態」……一四〇
多餘的散財能保護你的眼睛嗎？……一四二
因為氣憤而酒醉，所以……一四四

第十二章　病毒與肝臟的「可怕關係」

A、B、C、D、E五種……一四八
關鍵在於「酵素」！……一五〇
「干擾素」……一五二

第十三章　肥胖與運動的正確姿勢

晚上吃黏黏的「納豆」有效嗎？……一五六
「熱衷」於有氧運動造成反效果……一五八
注意運動障礙的「陷阱」……一六一
「應酬運動」適可而止……一六三

第十四章　從更年期開始出現的「柏金森氏病」
身體活動的「異常」與「不自然」……一六八
利用「副作用」的「治療」……一七〇
第十五章　如果認為是單純的「頭痛」可就大錯特錯了！
如果眼前看到「閃亮的星星」時……一七四
好像戴緊帽子時的「絞緊痛」……一七六
第十六章　更年期與不安障礙的「現狀與課題」
失去「男性魅力」的「荷爾蒙分泌的減退」……一八〇
「必須找出好的一面」……一八二
趕緊設立「男性更年期科」……一八四
更年期記者的≪克服奮鬥記≫……一八七
後　記……二一三

第一章 擺脫壓力的方法

男性也有不定愁訴症候群！

——博士在演講時談到「男性更年期障礙」。男性也有更年期障礙嗎？

河野 我認為既然女性有更年期障礙、婦女不定愁訴症候群，當然男性也有更年期及不定愁訴症候群。此實不足為奇。

——男性更年期的講法我能夠了解。但是……

河野 當然。不像成人病這種學術用語，因為男性更年期障礙並非學術用語。

——若我們以更年期病稱之，您認為如何？

河野 也可以。成人病是過了四十歲以後較容易發生的麻煩疾病，我們總稱其為「成人病」。由這個意義來看，在接近五十歲會發生的「身心疲勞」，也可以用男性更年期障礙這個名稱加以表現。

——我瞭解了。那麼就從比較的意義上，請說明一下女性的更年期障礙。

河野 簡單來說，更年期就是女性隨著年齡增長的一種過程。從可以生育到不能生育的轉變時期，亦即是停經前後的數年之間，例如，四十五歲至五十五歲左右。

——會產生何種變化呢？

河野　要言之，在這段期間內會產生肉體的、精神的、神經的各方面不定愁訴症候群。

——何謂不定愁訴症候群？

河野　一言以蔽之，就是產生一些難以向醫生說明的自覺症狀，本人不知該如何向醫生做出表現，這些難以表現的症狀，就稱為不定愁訴症候群。這是由於卵巢機能的減退導致內分泌環境的變化以及社會環境或文化環境因子、個人性格等等諸多因素糾結，而引起不定愁訴。

——似乎有些難以了解。實際上會產生哪些症狀？

河野　例如，四十五歲到五十五歲的女性，在沒有任何前兆的情況下，突然覺得血氣上衝、容易流汗、開始心悸，這都是更年期障礙的徵兆。也可稱為血管運動神經障礙症狀。多數症狀為頭痛，且是頑固的頭痛，以致於會擔心是否腦中長了腫瘤。此外，也有頭昏眼花、睡眠障礙等精神神經障礙症狀出現。另外，肩膀痠痛、腰痛、關節痛等運動器官障礙症狀也會出現。

——這是女性必須經歷的過程嗎？

河野　是的。也有人稱之為『性差』。如果男性不了解這種性差，在家庭工作崗位上都容易引起問題。

了。

——如此說來，男性會有荷爾蒙、運動神經障礙症狀、精神神經障礙症狀，也不足為奇了。

河野　是的。這些現象隨著年齡增長而發生，較早的約五十歲左右，精神上、生殖上都會發生變化。早上起床照鏡子，瞬間也許你就突然明白自己已到達一個界限了。

——這時就是博士所說的『男性更年期』嗎？

河野　是的。

「心中的失落感」是初期症狀之一

——男性更年期的確是非常有趣的想法。身心方面會產生何種變化呢？

河野　男性宜從精神變化開始探討。四十歲以上的男性正處於工作旺盛年齡層，從工作中得到滿足感。充滿幹勁的工作獲得上司與部屬的支持，並且廣受好評，滿足感於焉產生。不會因為小事而感到壓力，總是不斷向前衝刺。

——這點我了解。

河野　但是，若產生不滿足感，亦即在家庭及工作場所積存不滿足感時，就會形成壓力，而引起身心方面的各種變化。從十歲、二十歲、三十歲、四十歲、五十歲……隨著年齡增長，壓力都會以各種不同的型態出現。男性到了更年期時，可能因為子女的教育問題產生煩惱，在工作上因為過度密集的時間表或較為單調的時間表，形成所謂「窗邊族」所代表的—無事可做，而形成壓力。同時，陞遷與人事問題亦是重要因素，造成心理的煩惱。

——會出現哪些心靈的疲憊狀態呢？

河野　例如「憂鬱狀態」「憂鬱病」就是其中的代表。這些心病可能是由於人事異動或人際關係等等壓力所造成，而形成一種所謂的「心靈的悲鳴」。在二十多歲的年齡會暫時出現所謂「憂鬱狀態」或「憂鬱病」，但現在年齡方面的特徵較少出現。我認為五十多歲的男性更年期憂鬱病，是頗令人擔心的問題。

——可否介紹一些具體的例子？

河野　上班族終究必須退休。即使未達退休年齡，若已了解自己工作內容與地位的「界限」，心中必會感到悲哀。我不知這是否是個適當的例子，不過，前些日子一位年屆退休的山口先生來到我這兒，現在則在心理診所看門診。他的兒子認為，他完全不了解父親的想法，每天都是「星期天」的父親，應該根本沒有心理的煩惱，即使有，也是一種奢侈的行為，根本不值得同情。

——……哦……。

河野　山口先生退休當天的晚上，對妻子說：「妳真是很辛苦，我以後可以好好地陪妳聊天，我們也可以一起去旅行了。」

——他的妻子是否高興？

河野　但是，山口先生無事可做卻每日早起，焦躁、經常嘆氣，不常說話，也很少笑，看來似乎很悲觀，鎮日待在家中不外出。醫師診斷為「抑鬱症」——一心想要尋求周圍朋友的了解。這個例子可說是迎向更年期的「退休病」。

退休之後，心中緊繃的那條弦斷了，做任何事都缺乏興趣。對於只知道上班的山口先生而言，他已失去了自我評價的「標準」，結果也就失去了人生的意義。

——真令人同情。這就是所謂「心理的失落感」嗎？

河野　是的。我認為這個「失落感」是男性更年期障礙初期的症狀之一。

「失敗的狗」與自責的念頭

——男性更年期的特徵之一，就是容易罹患「憂鬱病」。有沒有哪一類型的人較易罹患「憂鬱病」呢？

河野　本人並非精神科醫師，故無法做專業性說明。但是根據我身為臨床醫師的經驗來說，的確有些人容易罹患「憂鬱病」，尤其是我所說的更年期病型態。

——例如哪些？

河野　「憂鬱型性格」的人對任何事情都十分認真，很在意他人的看法，這就是具有「執著性格」的人。

——何謂執著性格呢？

河野　執著性格的人做事容易熱衷，責任感較強，總是十分努力工作、充滿幹勁，上司給予的任務，若不達成絕不罷手。因此，是可以得到周圍朋友信賴的人。

——原來如此……

河野　這種性格的人，一旦面臨環境變化或疾病，而使緊繃的那條弦斷裂，生活節奏變得紊亂，就會形成「憂鬱病」或是「憂鬱狀態」。更糟的是，由於這些人原本工作就十分認真，工作時會強迫自己全心投入持續努力。只會在心靈發出抑鬱的悲鳴，但絕不會說出自己感到疲憊了。

——為何不說出來呢？

河野　一旦說出，就覺得自己是「失敗的狗」。

——也就是自己壓迫自己……

河野　嗯。像佐藤這位五十二歲的上班族，每到決算期就會生病，而必須向公司請假四天。請假的原因是想從工作中「逃避」，但卻無法好好休息；他會因請假而將工作交給部屬深感自責，造成心理的糾葛。雖然無法上班，一旦上班卻又產生頭痛噁心的感覺，勉強走出家門搭上電車，常會中途下車閒逛街頭，打發時間後便回家。

——所以完美主義的人需要注意了？

河野　佐藤先生後來如何了呢？

——佐藤的同事們打電話通知他妻子，他並未來上班，妻子說可能是因決算期到了感到過於疲倦吧。

河野　讓妻子知道他得了拒絕上班症以後，頭痛、頭昏眼花、心悸等症狀愈來愈強烈，尤其是早晨上班前更為嚴重，以至於根本無法上班。

——這就是典型的拒絕上班症嗎？

河野　是的。妻子和公司的同事都開始擔心他是否患了「憂鬱病」，這種病使他緊繃的弦斷了，而形成拒絕上班症。但是，五十歲像這樣的例子，持續上班之後，有一天突然失蹤，甚至向周圍的人告白：我要去一個「自殺的地方」，便會令周圍的人感到震驚。

——竟然嚴重到這種地步，真是可怕……

河野　責任感愈強的人，自責觀念愈強，煩惱也愈深。五十多歲的男性出現更年期拒絕上班症，背後隱含著這些背景因素。

厚牆導出不幸的結論

——據說男性更年期中，五十多歲及六十多歲時期的「自殺願望」較強。

河野　一般來說，十多歲至二十多歲時期的自殺現象較多，現在則四十至五十多歲上班族的自殺有增加趨勢，這是值得注意的事實。關於其理由，稍後詳細為各位敍述。不過，與男性更年期有關。

——雖然我不想談，但經常聽說有人突然想尋死。他們是否真的了解自己的自殺願望？

河野　我想大部份的人恐怕並不了解。稍後想想，往往後悔自己為何做出傻事。但是，有時人的煩惱從外表上看不出來，因此，自殺會讓周圍的人留下「悔恨」。

——是否有任何徵兆？

河野　男性於五十、六十歲時期——看起來似乎到達人生終點，生活上失去彈性，不斷思索自我的人生意義，自我的工作意義，出現一段不斷壓迫自己的時期。

這時，厚厚的牆壁會導出不幸的結論。

——什麼是厚厚的牆壁？

河野　就是家庭的變化，或是社會經濟的變化，令人感到困惑。如同裝入瓶內的油，不斷溢出，心中非常混亂。這就是「準備因子」，同時形成一種想要尋求自殺途徑的心理狀況。

——能否簡單而具體的進一步敍述？

河野　例如：曾經出現過尋求自殺的念頭、而憂鬱病、酒精依賴症等要素，都是容易引起自殺的條件。

——直接動機以何者居多？

河野　尋求自殺的直接動機，一般而言，就是失戀、離婚，或是配偶死亡等愛情問題糾結難解之時。當然，除了這類最常出現的原因，還包括朋友之間、部屬與上司在工作上及工作場所的爭執，也都引起不少自殺的例子。至於遭受對手的攻擊時，反而會朝向自己發作。

——為何反而向自己……

河野　到了五十歲以後，家中若有病人必須照顧，或是經濟負擔增加等等，便易失去生存的意義，或致使生存慾望淡薄，造成自殺的原因。

——那麼是否有些徵兆呢？例如，平常便有「憂鬱病」的現象發生？

河野　你了解得相當正確。在自殺前的確有「憂鬱症狀」。例如：不易熟睡、疲倦、食慾不振、心情低落、每天無所事事只想尋死，這種種心靈的疲憊會產生一些自覺症狀。

——有這些自覺症狀時，是否就想要立刻自殺呢？

河野　不能一概而論，但這的確是一種徵兆。換言之，自殺的人大都會出現這些症狀，所以周圍的人要特別注意。

五十至六十多歲的男性更年期障礙，首先大都會產生精神的糾葛、喪失生存的意義，或感覺迷惘，這是最需要注意的時期。

無法熟睡、心情鬱悶……自殺念頭

——有沒有防範男性更年期障礙的心病——「自殺」的方法？

河野　一個人有自殺念頭就表示本身已患有「心病」，基本上，需要保護、休養和醫療。若有人因某種原因想「尋死」，這種「自殺願望」就會產生更強烈的「自殺念頭」。這時，就必須求助於心理疾病專家了。

——去找精神科醫師嗎？

河野　是的。迅速恢復心情的平靜是最重要的，而且，若有「近期失眠、情緒低落……」

的自覺症狀，我建議即刻尋找專門醫師商量。

——但是，到精神科就診，有些人會覺得不妥？

河野　藉由請教心理醫師，患者可將心中煩惱和擔心的事說出來，讓對方傾聽自己的訴說後，會使心情穩定不少。

——原來如此。

河野　這有一個例子。將近退休的五十三歲男性，在大廈的屋頂從事搭建大型天線的工程，也就是電波塔。此人認為搭建電波塔是個人工作的最佳舞臺，而這位男性，本身就是工作認真、完美主義性格的人，經過每天不斷努力，終於完成了電波塔。這位男性在完工祝賀會上，欣喜落淚。

——因為這是件讓他產生自信的任務與成果。

河野　但在離開祝賀會，踏上歸途時，不知為何，他突然感到不安：那個地方的螺絲鎖緊了嗎？那裡的電壓不知夠不夠？…不安不斷地擴大——「若沒有好好做可就糟糕了」。

——這就好像我們出門時不斷擔心門窗是否關好了。

河野　可是著急的卻是他的同事和上司們。大家對他說：「你想得太多了。」他卻仍然無法接受。不安不斷膨脹，最後終於大聲叫出來：「趕緊去檢查吧！」結果，相關者只好再次實施檢查，並無發現任何令人擔心的事情。再次對他說明：「沒有什麼事情，請安心吧。」

——這位男性的反應如何？

河野　這時他說：「太好了，太好了！真是謝謝你們！」之後便安心回家。但是從第二天開始可就糟糕了，他經常對同事說：「每次麻煩大家真是不好意思。」又說：「呼吸困難」「失眠」「身體倦怠」。甚至會說：「既然如此，不如死去算了。」

——此人是否屬於特殊例子？

河野　不，不能這麼說。來自責任感的壓力、面臨五十多歲人生的轉捩點、加上肉體的疲勞，緊繃的心弦突然斷了，工作結束後，覺得自己即將退休，會產生一種難以想像的不安，就算普通上班族也會產生這種現象。因為，對將來，也就是「第二人生」感到無所適從，心中便隱藏著一種潛在的不安感。

——這就是男性的更年期障礙嗎？

河野　的確如此。

「身心偏差導致失敗」

河野　男性更年期的人，不論家庭或工作都會形成壓力。容易產生先前所說的「心靈的悲鳴」。

——男性更年期的一大障礙就是壓力，我們應如何解釋壓力的意義？

河野 可解釋為「壓迫」或「刺激」。原本是物理學用語，例如：用拍擊網球時，球會凹陷扭曲地飛過來，球落地後便又恢復原狀。這時的「扭曲」與「復合力」合起來就稱為「壓力」。

——每個人對壓力的反應不同，是否如同性格差異？

河野 的確。沒有融通性的人，或是只知工作的人，因為是從正面接受事物，因此，就如同和壓力在「競賽」般。如果能夠克服壓力，情況會好轉；但若被壓力擊敗，即使有很好的技巧，也如失敗的狗，夾著尾巴落荒而逃。

——這樣一來，又會產生何種情形呢？

河野 「這份工作不適合自己」「公司沒有可以交付自己的任務」——會產生自我否定的想法，且經常自責。但是只有自己煩惱，周圍的人並不了解，在工作崗位上可能會被貼上「麻煩的人」的標籤。

——但是，能夠認真處理事務的人，在組織中不是應當受人喜愛？

河野 的確這些人或許適合擔任管理職務，不過管理職務責任較重，人際關係方面壓力也較多。事實上，有許多例子就是在晉陞為課長或經理時，而出現了「憂鬱狀態」、「憂鬱病」。

——看來似乎豪放磊落，但事實上十分小心翼翼的管理人員，的確很多。

河野　看來強壯，但真正強壯的人很少。尤其在公司組織中，大多數是脆弱的人，不知不覺中會使自己身心受損。

——這種情形下，又會產生何種變化？

河野　如果是迎向更年期的男性，會有循環器系的疾病。像「狹心症」「心肌梗塞」及「腦中風」等疾病較多。

——接著而來的就是猝死吧？

河野　根據我的臨床資料顯示，迎向更年期的管理職人員，比普通人罹患「管理職病」的機會多出八倍。也就是說，容易受到疾病的侵襲，而自己的節奏紊亂，故成為「猝死」關鍵的可能性較高。

——身處現代高度技術革新，且人際關係複雜的時代，想過著不必承受壓力的生活，幾乎不可能的吧？

河野　的確。因此，回到先前所說網球的例子，人類的身心會產生「偏差」，這時，人腦自律神經及內分泌系統便會下達命令「不要屈服於精神負擔！要恢復原先的規律！」但是，無法回復規律的父親們，就會陷入自律神經失調的「失調症狀」或「憂鬱狀態」。男性更年期就是反覆出現這些身心的變化而形成的。

中間管理職的「晉陞憂鬱病」

河野 以工作和工作場所為主的「不滿足感」，導致壓力而形成「心靈悲鳴」的上班族實態，已有許多討論。不過也有相反的情形。即使是他人眼中令人羡慕的人，也可能發生「憂鬱病」。

——頗耐人尋味。

河野 一位在軟體管理部門工作的五十二歲金子，就是一個很好的例子。前些日子已內定晉陞為經理，但卻毫無喜悅之情。

——是否因為只是內定而已？

河野 事實上，金子是喜歡獨自努力工作的人，不擅教導他人或照顧他人。得知內定的消息之後，金子就開始有頭痛、心悸、頭昏眼花及失眠等煩惱，而無法上班。

——金子是否屬於過剩反應的體質呢？

河野 當然不是。金子心中產生的是一種對未知工作忙碌的不安感，也就是所謂的「晉陷憂鬱病」。自律神經完全紊亂，尤其是過了五十歲迎向更年期時，很多人會形成「不安神經症」。人的感性的確非常纖細。

——有這種性格者晉陞為經理，是不是公司判斷錯誤呢？

河野　也許是吧。努力認真的上班族，較容易得到企業的喜愛。

——雖說如此，但是……

河野　也許會感到很驚訝，像金子這型的人，新聞記者很多的。

——咦，新聞記者嗎？

河野　是的。記者大多有強烈的自我主張或自我表現慾。在寫報導時，會感到一種「驕傲」和「滿足感」，覺得自己是社會的木鐸。

——我不知道自己是不是木鐸……請繼續下去。

河野　大衆傳播媒體是大型組織，機動性地必須離開現場，而非一直坐在辦公桌前。同樣是屬於收集資料的部門，可是和營業及廣告都不同。看似偉大，但卻會受很大的抵抗，有時無法享受到身為記者的充實感。記者這種工作，表面光鮮豪華，事實上，很多人都必須像金子一樣，不斷地努力。

——的確是要努力……

河野　因此，一旦改變這種生活，就會感覺不安。幸運者成為一個部門的經理，但必須領導一批具有強烈自我意識的部屬，每天都會承受很大的壓力。所以，在報社擔任中間管理職的經理，大部份被壓力和酒腐蝕身心，這種說法絕不誇張。

——……嗯……

河野　與其成為這種經理，倒不如持續自己喜歡的工作以及寫一些專門的報導，所以，很多人希望成為「編輯委員」。

——事實上，我也是編輯委員之一，只做自己喜歡的事，的確很好……金子後來如何了呢？

河野　他自己和妻子、公司、以及產業醫師商量，取消了晉陞為管理經理的計劃，要求公司給他如報社中的「編輯委員」一職，恢復了健康，元氣大增，每日工作。

「被選擇」的父親

河野　如先前所述，承受壓力若有「滿足感」，就不會發生心靈的悲鳴。但若在工作崗位上產生不滿足感且承受壓力，對上班族而言，這種不滿足感就如大敵，「害蟲」般的存在。

——但是，我想沒有任何一個上班族對於工作會沒有不滿足感吧？無論是在薪資、人事方面……

河野　的確。上班族進入公司時，與公司之間就產生了壓力，公司要求職員與職員要求公司的條件之間，形成一道鴻溝。這種壓力成為潛在關鍵，讓爸爸們每天都十分辛苦。

——但這是無可奈何的事啊？

河野　是的。但有人可以適應有人卻不行。而一些任性、無法適應的人，仍存在於公司中，這些人不可能因為一句「這是沒辦法的事」而消除心理的疲勞，只會更為加深。

——……

河野　舉一個負責總務工作的木村先生為例。木村認為不具有實力的佐藤，在人事異動上，竟能晉陞為經理。後來，木村變得食慾不振，全身乏力，人際關係惡化，他認為「為什麼沒有人給予自己正確的評價呢……」，甚至考慮退休。

——木村的想法我能了解，相信上班族都有類似經驗？

河野　的確。而木村的想法更為嚴重。認為「想得到更高評價」的願望極為強烈。我想說的是，上班族進入公司後便有壓力，如同事間、與上司之間、公司是否給予好評、自我能力是否發揮……這些壓力會持續至更年期。

——這點我了解。因為評價總在未能掌握的狀況下進行。

河野　若無法得到自我期待的評價，卻具有「柔軟性」，或許就不會有如同木村的煩惱了。再強調一次，到了更年期的父親們，對於是否獲得好評一事，會非常執著又頑固，因此，自然產生不滿足感。這是很危險的。

——我了解。「我這麼好，你們一定要了解我啊！」大家當然想這麼說，尤其更年期的上班族，也是被企業挑選的人才。

河野　心靈的疲憊，心靈的悲鳴，當然不只是人事方面的不滿，再加上二種、三種、四種，多種要素重疊在一起，產生了這些現象。也許對於上班族而言，是需要「心靈管理」的時代了。

——心靈管理，亦指在工作崗位上的「心靈健康指導」嗎?

河野　是的。在今日工作環境複雜而又富於變化的情況下，當然會造成人性的疏離，因此，迎向更年期的父親們的健康管理，就十分需要「健康診斷」及「精神健康管理」。而事實上，實踐這些管理的企業正不斷地增加。

——所需要的是個人的「柔軟性」與一套「健康管理」。

河野　不錯。

第二章　「憂鬱症狀」與「憂鬱病」的實態

精神機能疲憊，腦細胞退化?!

河野　正打算要做某件事情時，卻突然忘了要做什麼?

——是啊。這是否是痴呆症呢?

河野　前些日子，在參加電視節目演出時，主持人靠向隔壁的演出者，似乎想對他說些什麼，但是正當靠近那人時，卻說：「哎呀!我忘了要說什麼了。」根本忘了究竟是什麼事。所幸當時正好在廣告中，錄音室哄堂大笑。主持人本身則說：「我經常走三步就忘了要做什麼了。」苦笑不已。

——結果想出來了嗎?

河野　沒有。當時的節目主題是「過勞致死」。於是我笑著說：「我看你也危險囉?」而解除了尷尬的場面。

——我也發生過類似這位主持人的表現。

河野　若是忘記電話號碼還不要緊，但在談話時發生：「哎呀!那個人是」「噢!那時候那件事」「例如，在那兒的……」說到一半突然接不下去，這時孩子們恐怕就會認為「爸爸要當心了」。

——是痴呆的開始嗎？

河野　過了四十五歲便經常有這種情形發生的話，不能只認為是「爸爸的壞習慣」，可能具有更深層的意義。

——這是一種更年期障礙嗎？

河野　是的。可視為一種「精神機能」性衰退。因為工作繁忙又責任重大，精神機能疲憊，就算是業務內容單調的工作，也會出現精神機能疲憊，欠缺集中力。

——何謂精神機能疲憊？

河野　這個……例如某位年輕人每天早上起床面對電腦終端機說：「早安，今天覺得如何？」接著走出家門。到達公司之後再度面對公司的終端機。處於此生活體系當中，精神機能就會疲憊，腦細胞亦會退化。

——像這名年輕人到年紀大了以後，迎向更年期時就會自覺到「記憶的障礙」嗎？

河野　在有限的範圍內能夠自覺，但並非整個智能喪失。

——若這種有限範圍內的記憶障礙稱為「痴呆」的話，那麼痴呆能否預先防範？

河野　焦躁無用。更年期後容易「健忘」，新事物很難記住，這也是無可奈何的事。因為幾億的腦神經細胞衰退，腦細胞與細胞間的信號傳達無法順暢進行所致。過了二十歲以後便無法恢復，就算忘了別人名字也是無可奈何。

——真是殘酷。

河野　因此過了二十歲後，必須在生活習慣中多努力，勿讓腦細胞衰退。使「精神機能復活」是相當重要的。

——上班族能夠辦得到嗎？

河野　必須靠本人努力。人的智能不一，有人「聞一知十」，有人能力較差，因此必須靠前後的經驗或學習等，活用已有的記憶，才能夠防止精神機能衰退。

——若想保持精神機能、手腦活躍，該怎麼做呢？

河野　不能一概而論。總之，到了更年期後，除了持續年輕時的記憶，還必須增加新鮮的東西。例如，具有「動」的興趣的人，必須加上一些「靜」的興趣。

「請救救憂鬱的杉田！」

河野　「裁員」是企業的必須條件，但是裁員不只會影響「員工的生活」，甚至會使「心靈受損」，導致憂鬱病或是憂鬱狀態再度發生。

——「憂鬱病」會再發嗎？

河野　這應該由精神科醫師回答，不過，「心靈的疲憊」這種憂鬱病的病巢會反覆出現。例如，四十八歲的杉田，幾年前因工作壓力而形成「憂鬱狀態」，後來換個工作就痊癒了。可是，最近身邊刮起裁員風，他擔心「難道我也會被……」於是開始考慮到退職後的生活。

——這應該不會有憂鬱的問題才對。

河野　心靈容易疲憊的人十分纖細，會因周圍眾人的言語而神經緊繃。另一方面，卻擁有自己的想法，孤立而不具協調性。杉田對於裁員的問題有自己的想法，認為應從公司規則或結構上做基本改善，事實上，他只是因為看到他人的「缺點」而感到疲憊。

——裁員原本也有這一面嗎？

河野　是的。杉田了解裁員是企業重新架構其事業內容及組織重新評估，而利用人員削減等方式重振企業之措施。

——那麼為何感到迷惘？

河野　男性更年期正立於人生分歧點上，因熟知自己與社會而內心感到焦躁、迷惘、悲哀，覺得自己無法為家人好好努力而感到自責。杉田對過去的自己感到非常厭惡，認為自己過去若無不良記錄，就不會成為被裁減的對象。這種懊悔和焦慮，使他對家人做出些不好的事。但他又會自責，若自己再多些努力就會更好了。

——……

河野　有一天，常務對經理說：「該救救『憂鬱的杉田』了！」同事們也說：「杉田，若你上次不請假就太好了。」使杉田內心更感不安，又開始向公司請假。

——妻子怎麼表示？

河野　「你想休息就休息吧！」——只能這麼說了。而就讀大學的女兒卻生氣地說：「每天在家無所事事，我連朋友都無法帶來家裡了。」

——這種了解裁員理由的人，也會有這種情形……

河野　的確如你所說。杉田公司的經理詢問我：「杉田君會好轉嗎？」我對他說：「如果您一直問這個問題，我想杉田君根本不會好了。」我進一步說明要去除「心靈的疲憊」亦是管理職的業務範圍，但經理卻只攤攤手：「哦？您是說杉田君的責任太重嗎？」後來經理回到公司，便對杉田說：「我不會再加重你的責任了。」沒想到，這句話促使杉田的「憂鬱狀態」再發了。

「責任」是管理職的「業務範圍」

——先前，經理對憂鬱狀態的部屬說：「不會再加重你的責任了。」事實上，趁此機會裁員的企業並不少，因此，使得員工的「憂鬱病」再發。

河野 是的。憂鬱病很難防止再發。因此，管理職和周圍衆人必須察覺是否有再發傾向。這是唯一的再發防止法。

——再發對於性格會造成影響嗎？

河野 這是因人而異的。「憂鬱狀態」反覆出現或許是與性格有關，但我不能說：「因為你的性格，憂鬱可能會再發。」

——為什麼呢？

河野 如果與性格有關而認為是「性格的緣故」，自己內心深處會覺得性格不好而深切自責，如此一來便有憂鬱的危險性。做上司的人，應儘量避免說出一些不經意而傷害對方的話，否則只會增加心靈的疲憊，絲毫不會減輕。

——原來如此。

河野　事實上在工作場所，不懂管理部屬心靈狀態的主管非常多。我認為不應在意他人的缺點，而應該強調此人性格的優點。

——一般人很難做到嗎？

河野　我認為對應心靈的疲憊問題，是管理職的「業務範圍」。因此，千萬別說我不會增加你的責任這類話，只會更增加心靈的疲憊，因為性格因個人的人生觀、價值觀、生存意義的不同而有差異的。總之，一定要避免憂鬱症狀再發。

——杉田是否因此而被否定了呢？

河野　的確如此。他人無心的一句話卻傷害了對方心靈。

——他無法重新站起而愈加憂鬱了嗎？

河野　經常使用的「鼓勵」行為，有時會使人喪失自信。經常向公司的請假的杉田，在面臨裁員危機之前認為還是先行辭職較好，而獨自煩惱。所以這也是必須充分考慮的一點。

——由於工作壓力而形成的職業不適應症，或是憂鬱狀態的人想防止再發，具體的作法為何？身為管理職應有的心態為何？

河野　當然這也因人而異各有不同。以杉田為例，杉田原本是工作努力、對事物的想法非常徹底的接近完美主義者，復職後應避免揭其瘡疤，可以交代的事就由其負責處理。給他的建議不是「工作絕不留到明天」，而該是「可以留到明天的事就明天做吧」。

——嗯……

河野　如果上司稱讚：「今天進展不錯，繼續加油。」這個「繼續加油」卻可能導致憂鬱症狀再發以及心靈疲憊。

——可能是因上了年紀的緣故，上班族於更年期在公司捲入裁員危機，在家庭中又必須注意家人的想法，的確非常悲哀。

河野　或多或少，做父親的都會有些疾病徵兆。企業方面不斷追問能否痊癒，並且有「退職」的危機在眼前等著，當然情緒會焦躁，滿懷複雜的心境迎向更年期。

——唔……

「我罹患了口內乾燥症」

河野　不只是心理問題，有些人到了更年期會口乾舌燥。由電視上的國會轉播可以得知，政治家一定要喝水潤喉。這個姿態證明了「我罹患了口內乾燥症」。

——一直喝水是因緊張的緣故，或僅是一種姿態？

河野　這也是更年期障礙的症狀之一。甚至連年輕的政治家亦會模仿前輩，喝水潤喉。您覺得原因何在？

——是不是緊張感太過強烈？

河野　以年齡而言，應該不是口內乾燥症。一位與我共同主持節目的女性主持人就對我說，一旦成為政治家，大家的臉型漸漸一致，失去了青春活力，只是口沫橫飛。

——的確是獨特有趣的見解。

河野　年輕健康的人，一天內會分泌一至二瓶啤酒分量的唾液。

——哦？這麼多嗎？

河野　是的。根據文獻記載，安靜狀態十分鐘內會分泌三cc，攝取食物或加重刺激時會分泌五cc至數十cc唾液。唾液除了有消化食物的作用，也具有抑制病毒或細菌繁殖的功能。

——具有保持口腔清潔的作用嗎？

河野　是的。隨著年齡增長，唾液量會減少，因此口乾舌燥。

——這與口臭是否有關？

河野　爸爸們經常被子女指出「嘴巴好臭！」中年族一種獨特的口臭就是由於口乾舌燥所造成的。例如，唾液分泌量十分鐘內減少一cc以下的話，就會出現「口內乾燥症」，口中產生各種毛病。

——舉例說明吧！

河野　首先，最初是「口乾舌燥」，後來覺得「口中發黏」以及「乾燥食物無法入口」、「不能吃麵包」，口中失去滑順感，因此「說話困難」、「不易分辨食物味道」等等自覺症狀會出現。長久持續下去，就會罹患「身心症」。

——身心症究竟為何？

河野　這也是更年期障礙之一。詳細情形容有機會再加以說明。

——外觀上可以看出舌頭的變化嗎？

河野　很難描述。總之，舌頭表面會發紅、粗糙。這是因為感覺味道的「味蕾」部份產生變化，分辨不出味道，舌頭乾燥容易龜裂，唾液減少無法保持口中清潔狀態，而引發「口內炎」或「蛀牙」。

——「口乾舌燥」一般人懷疑是糖尿病，可能是這種疾病的影響嗎？

河野　通常到更年期以後，所謂「一病息災」，幾乎所有人都會服用一些藥物，而這些藥物的副作用也可能導致口乾舌燥，因為抑制了唾液的分泌。像「向精神藥」，或是以抑制胃酸為目的的自律神經藥等，都必須檢查。除此之外，也可能是唾液萎縮症等所造成的原因。更年期出現的口內乾燥感，會使人失去健康感、失去霸氣，陷入憂鬱狀態。

——如果說話不清晰時就需要注意了！是嗎？

男性的象徵器官發生腫脹？

河野　衆所周知，所謂的「心靈」包括智能、情緒的活動、意識的活動等精神活動在內。而男性更年期到達「疲勞顛峰狀態」，並不足為奇。

——因此要進行心靈的管理。但是要怎麼做呢？

河野　這種管理和企業管理、家庭管理都包含在內。妻子必須注意丈夫的健康，而在企業體中管理監督者的顧慮，以及產業醫師的醫護活動等，都是必要的關心課題。

——談到產業醫師，能否請教一些「肉體的變化」？

河野　如果省略外觀的變化，可以談的就是「前列腺」的變化了。

——前列腺？您是說股間的前列腺嗎？

河野　是的。即在膀胱出口的臟器，可製造一部份「精液」。前列腺從青春期至二十多歲，具有穩定的大小以發揮男性的作用。隨著年齡增長，過了五十、六十歲之後，便會開始肥大。

——肥大？

河野　會變肥大，因為腫脹而出現一些獨特症狀。

——卵巢是女性特有的器官，而前列腺是男性的象徵嗎？

河野　的確是屬於男性的臟器，一旦「腫脹」便有「頻尿」現象。尤其夜間的排尿障礙為其主要特徵。

——是何種情況？

河野　雖不覺自己飲水過多，半夜卻必須如廁三、四次，這可能就是「前列腺肥大」的象徵。尤其到了更年期，一晚如廁四次以上，就必須接受醫師診治了。

——為何會頻尿？

河野　由於前列腺的內腺部份因某種原因而腫脹，會壓迫到膀胱出口以及尿道，造成排尿不順暢引起殘尿，因此會一直產生尿意感。或是尿線變細、排尿力量不足、腹部無法用力而使尿液不能排出等排尿障礙都會出現。

——原因為何？

河野　原因不明。聽說與男性荷爾蒙有關，有些人則認為與歐美化的生活環境和飲食生活有關。此外，按說是因為長坐不起或過度使用汽車，而使肛門附近受到壓迫所造成。總之，前列腺肥大、前列腺炎、前列腺癌都是更年期男性必須多加注意的疾病。

——真可怕。

河野　一次在結婚典禮上遇到一位公司董事長，他悄聲對我說：「真不好意思說出來。我一直上廁所，而且有三條尿線，三條中哪一條要對準馬桶，我真不知道。以致尿溢出馬桶把周圍都弄髒了……」我認為這個症狀就是前列腺疾病。

——治療法只能動手術嗎？

河野　談到前列腺肥大的問題，包括藥物、外科治療、以及其他各種新式治療法是屬於泌尿科的專業範圍。不過，若有排尿困難、殘尿感、夜間頻尿等現象，與男性荷爾蒙有關。而前列腺腫脹現象，則使用女性荷爾蒙劑來改善症狀的效果不錯。當然，有可能成為陽痿。總之，過了五十歲要定期接受直腸診斷、圖像診斷、血液檢查等來調查前列腺的狀態。

男性更年期是成人病的「百寶箱」

——迎向更年期以後，必須要檢查前列腺的疾病嗎？

河野　是的。不僅如此，前列腺以及循環器官系統、消化器官系統、新陳代謝系統等身體變化都會出現。到四十五歲以後所罹患的麻煩疾病都可稱為「成人病」。男性更年期可說是成人病的「百寶箱年代」。

——的確經常聽到「成人病」，這應該不是醫學用語吧？

河野　簡單說，到了更年期後所發生的麻煩疾病都稱為「成人病」。

——例如：癌症、高血壓、腦中風、心臟病嗎？

河野　糖尿病及痛風會因過去的習慣而於五十歲後出現。但是，許多疾病沒有自覺症狀，必須經由企業檢診或身體檢查而發現，這就是「成人病」的特徵。這些不良疾病一旦發作，不見得都能「治癒」。因為細胞元氣不足，所以很難復原，僅能遏止疾病進行而已。

——無法復原嗎？

河野　是的。大都是高血壓與糖尿病；心臟病與痛風、高血壓這類二至三種疾病同時出現時。

——真是麻煩。

河野　的確。因此這些麻煩疾病總稱為「成人病」，這只是一種「方便」的稱呼而已。大都是由於身體老化而造成的。

——在將要開始第二人生的更年期，卻隱藏著這麼多肉體的變化……

河野　若要知道人從何處開始老化，我必須回答「血管」。像動脈硬化：當動脈硬化進行時會造成高血壓，高血壓又會引起腦中風或虛血性心臟疾病。

——虛血性心臟疾病？

河野　就是狹心症和心肌梗塞。腦中風是虛血性心臟疾病之一，原本元氣十足的人突然發作，甚至會危及生命，可能在生活上造成障礙，令家人悲傷。因此，我積極建議各位要預防或者進行檢診及治療。

——的確是的……

河野　誇張地說，國人死亡原因有百分之七十以上都是成人病，因此，必須要好好地重視治療。

——腦中風、癌症、高血壓性心臟疾病是前三名嗎？

河野　是的。與腦中風和狹心症、心肌梗塞關係最密切的是動脈硬化。動脈硬化造成高血壓，高血壓又加速動脈硬化，二者息息相關。

——動脈硬化是否為血管老化狀態？

河野　可以這麼說。膽固醇或中性脂肪等「油氣」附著於血管內腔，致使血液循環不順暢，造成循環阻礙的狀態，就是動脈硬化。

——結果會引起腦中風。腦中風為何種疾病？

河野　腦中風又分為腦溢血、主網膜下出血、腦血栓、腦塞栓、暫時性腦虛血發作、高血壓性腦症等。但是，現在只介紹些基本種類，其他詳細內容，有機會再做簡明地敍述。

——談到基本的成人病，現在成為社會問題的「猝死」，似乎也與成人病有關。

第三章

戰勝猝死！

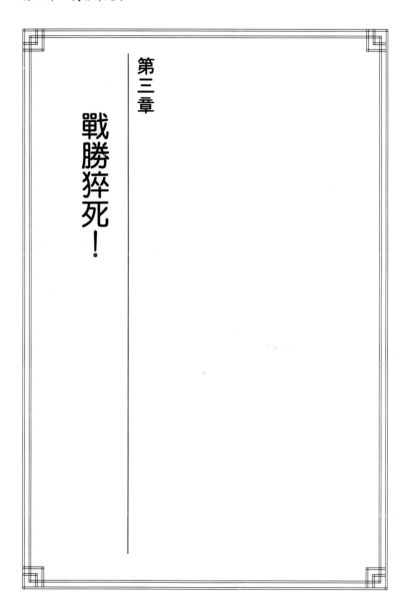

膽固醇是最大的「元兇」

——談到爸爸的更年期，就會想到「猝死」……。

河野　「猝死」是指在發病一小時至二小時內即會死亡的疾病。猝死幾乎都是腦中風或心肌梗塞所引起的，因此，因心臟病所引起的猝死，大都是由心肌梗塞造成。

——心肌梗塞是何種心臟病呢？

河野　可視為「冠狀動脈系的疾病」。

——冠狀動脈？

河野　心臟一天跳動數十萬次，將八噸血液輸送全身各處，因此，心臟當然不會疲憊。到五十歲為止，若計算心臟跳動次數，便會發覺心臟確實是難能可貴的器官。供給心臟氧分及營養的心臟動脈即為「冠狀動脈」。

——就是將養分輸送到心臟肌肉的動脈嗎？

河野　是的。從心臟輸送到主動脈的血液逐漸分枝，而冠狀動脈則深入心臟肌肉，將氧氣營養輸送進去。心臟肌肉並非直接使用心臟內的大量血液，而是利用來自冠狀動脈的血液。

——冠狀動脈只有一條嗎？

河野　冠狀動脈位於心臟「冠」的部位，故稱冠狀動脈。分為主要的三條，例如，左冠狀動脈與右冠狀動脈的主幹部，再分為前降枝與回旋枝。

——罹患心肌梗塞後，冠狀動脈會形成何種狀態？

河野　會出現器質性或機能性閉塞，因此心肌出現虛血變化。例如：動脈硬化所造成的變化或是血栓、攣縮等。這些症狀組合起來，也就是因塞栓、冠動脈解離、冠動脈炎、先天性異常等原因而引起心肌梗塞。

——能否再詳細說明一下？

河野　當冠狀動脈三條中的任何一條完全阻塞時，這條血管下游的心肌無法得到營養並發揮應有功能，稱為心肌梗塞。下游的心肌壞死，而上游粗大的血管阻塞，就會危及生命。

——造成血管阻塞的原因為何？

河野　「動脈硬化」與「高血壓」是二大原因。動脈硬化與高血壓有相互促進的效果，二者具有密切相關。可以說是更年期無可避免的疾病。

——該如何預防動脈硬化呢？

河野　動脈硬化乃因「脂質」附著於血管壁，使血管變硬、失去彈性所致。因此，經由測量血液中的「脂肪」，就可推測自己的動脈硬化程度。企業每年進行的定期檢診其必要性就在於此。尤其『膽固醇』或『中性脂肪』可說是「血管壁中所附著的脂肪量」的二大項目，其中的膽固醇更可說是對冠狀動脈作惡的最大元兇。

——也是猝死關鍵嗎？

河野　如果不了解自身心臟狀態而做劇烈運動，使冠狀動脈產生急速變化，引起急性發作，導致在六小時內阻塞的血液無法恢復順暢循環，就會危及生命。

——真令人感到不安……

撿拾粒子的優良垃圾車

河野　現在非常盛行居民健診或企業健診。柏木先生也在意健康診斷數值嗎？

——老實說，非常在意。

河野　數值中有一些難以了解而令爸爸感到擔心的部分，就是膽固醇和中性脂肪值。

——的確如此。

河野　膽固醇和中性脂肪一旦積存體內就會形成動脈硬化，而形成腦中風和心臟病，相信您對這點有所了解？

——是的。膽固醇據說有好壞之分？

河野　的確。以膽固醇為例，膽固醇值的測量結果會造成一喜一憂。此外，聽說運動可使良性膽固醇增加而降低惡性膽固醇值，因此，許多人選擇健身房來運動，或者風雨無阻日行萬步。但我卻認為這好像是工作過度的狀態……

——您是指我嗎？博士？

河野　對於數值過於執著而失去了「健康感」，整個生活都受到膽固醇的影響而被牽著走。我認為不論是維持健康、增進健康，都必須以自己做主導才行。膽固醇雖令人討厭，但是它卻是製造細胞及細胞膜的重要物質，而且也是使脂肪消化吸收的膽汁酸的成分，所以它絕不是惡質的東西。

——我了解這一點，但是……

河野　維持在基準值內的膽固醇是必要的。事實上，百分之七十的膽固醇儲存在肝臟，食用油膩食物時，為了促進消化，必要量的膽固醇便會流入血液中發揮作用，而剩下的百分之三十則靠食物補充。食用膽固醇過高的食品，會導致膽固醇攝取過剩，結果……

——超過基準值的膽固醇就會流到血液中嗎？

河野　是的。膽固醇由肝臟流到血液中，在血液中的量若適中，並不要緊；但若攝取過多油膩食物造成膽固醇過量積存在血液中，具有正面功能的垃圾車，便開始撿拾膽固醇粒子。撿拾不完的粒子充斥於血液中，垃圾車一面運作一面又將撿拾的粒子灑落於血液中了。

——這些未能撿拾的膽固醇……

河野　就會附著於血管的內腔壁，而使血管變硬失去彈性，如同用舊的橡皮管。因此，當內腔的壓力太高時血管會破裂，附著的油脂非但不會剝落，反而會阻塞血管。例如：阻塞在腦血管時，會引起「腦血栓」或「腦塞栓」，而「腦塞栓」的病情十分嚴重，需長時間才得以復原。

——為什麼呢？

河野　腦塞栓是起因於心臟瓣膜症或心房細動等心臟病，必須合併治療原因的心臟病才行。

——而其根源在於膽固醇嗎？

河野　在於過剩的膽固醇。膽固醇是心臟病的最大元兇，因此，為了解自身體內積存的膽固醇，必須測量血液中的脂肪量，藉此來決定個人的生活型態。

毫無治療餘地的「猝死」

河野　心肌梗塞的症狀是「胸痛」，且是有死亡預感的強烈胸痛。這種胸痛與「狹心症發作」時的胸痛不同，會形成休克狀態。

——休克狀態？

河野　是的。顏面蒼白、發冷冒汗、噁心、嘔吐等現象出現，血壓下降、手腳冰冷、意識模糊，甚至失去意識。周圍的人看起來是相當嚴重的疾病，並可了解其惡化程度。極為痛苦的疼痛有時會令人手足無措。疼痛會持續三十分鐘至數小時，甚至一、二天。

——有時會瞬間死亡嗎？

河野　是的，可能發生。醫生根本來不及處理，可能一、二小時內就死亡了。在這種狀態下的死亡稱為「猝死」。失去一家支柱的家族，悲哀是令人難以想像的。

——這是迎向更年期的動脈硬化所造成的罪過嗎？

河野　是的。動脈硬化除了動脈變硬，同時也有血管中，亦即血管內腔狹窄的意義。隨著年齡增長，促進動脈硬化的三大危機因子開始作用。這些危險因子是「高血壓」、「高膽固醇血症」「吸煙」。此外，糖尿病、肥胖、運動不足、精神壓力以及遺傳因子等，加上更年期以前的生活習慣，均為引發關鍵。健康診斷可幫助自己評估這些因素。

——健康診斷非常重要嗎？

河野 接受健康診斷非常重要，但是對於健診結果，更應巧妙加以運用，以掌握預防心臟病發作等等的秘訣。很多人未加利用，雖然醫師說「膽固醇值十分高」，多數人均等閒視之，根本沒有考慮到膽固醇是與心臟病有關的元兇。

——醫師是否有責任呢？

河野 當然醫師對於健診的想法也必須深入檢討。談到高血壓，會注意食鹽的攝取量；而談到心臟病，當然也需謀求膽固醇對策。

——膽固醇附著於血管內側，使得血管阻塞，就會引起心肌梗塞發作嗎？

河野 是的。因此去除積存的殘渣是刻不容緩的動作。由於心肌梗塞的發作，在半夜比白天容易出現，當半夜發作時很難與家庭醫師取得聯絡，因此，由心肌梗塞引發的胸痛，首先考慮的急救方式便是「叫救護車」。

——為什麼呢？

河野 心肌梗塞引發的胸痛必須分秒必爭的搶救生命，利用救護車送到「ＣＣＵ」，也就是冠狀動脈集中治療室，插入細導管，進行救命治療。所以若是出現劇烈胸痛，不必慌張失措，立刻告知可能是「心肌梗塞」，請對方趕緊送往醫院。

——原來如此。

河野　發作以後在CCU治療室接受救命處置的二十四小時內，是最需要注意的時候。若能持續三天以上，救癒的機率達百分之七十至八十，可是，如果是「猝死」，就絲毫無治療餘地了。

陸續增加的生力軍「偏差值優秀醫師」

——心臟血管完全阻塞所引起的「心肌梗塞」，在發作時會產生何種症狀？

河野　阻塞後會罹患「狹心症」。狹心症的胸痛發作便是供給心臟肌肉營養的冠狀動脈某處受到阻塞或狹窄而引起的。一般而言，飯後、運動後，或受寒、瞬間受到精神壓力、慢性壓力到達顛峰之時，由於冠狀動脈血液循環過於旺盛，即會引起發作。

——會產生何種疼痛情形？

河野　心肌梗塞的疼痛是一種會預感到「死亡」的強烈疼痛，甚至會引起休克而導致死亡。狹心症的胸痛發作則有一些特徵表現，例如，在爬樓梯時左胸突然絞通，當場休息五至十分鐘才可恢復，繼續行走。在停住緩和疼痛時，大部分人會以手按住左胸，這也是狹心症的特徵。

——用手按住胸口……

河野　疼痛感有時產生一種胸口被強力壓制的疼痛程度，或是來自胸口中央下方的胸骨附近所產生的疼痛，這些是屬於發作輕微的情形。有時左手臂會出現放散痛。總之，狹心症發作是因為冠不全所造成。當來自冠狀動脈的氧供給數少，無法配合心肌氧氣的必要量時，活動身體或爬坡、爬樓梯便容易發作。

——有時會在半夜出現胸痛現象嗎？

河野　活動身體引起的胸痛稱為「勞作性狹心症」，這種症狀較易診斷，自己能夠了解。但是，如柏木先生所說，在安靜狀態突感胸痛而驚醒，就是「異型狹心症」，必須仔細檢查。不過，「胸痛」是個人主觀感受，應由醫師慎重診斷證明為準，這時，就必須接受「檢查」。

——現在的醫療檢查似乎過於繁多？

河野　所有檢查結果均用之於診斷，尤其每年產生的「偏差值優秀醫師」，使得這種傾向加強。

——博士您自己呢？

河野　我也經常利用他覺的方式，經由檢查來證明自己的「診斷」。例如狹心症，有的患者會說「我的心臟無法再活動了」或是「請不要讓冠狀動脈的血液循環再增加了」——對於這些來自爸爸的悲鳴我必須關心。

——狹心症會導致死亡嗎？

河野　是的。狹心症與造成猝死的元兇「心肌梗塞」是同時並存的疾病。狹心症的發作並不會導致死亡，但若血管阻塞造成心肌梗塞時，就會提高死亡率。因此，一旦診斷為狹心症而斷斷續續發作，絕對不能脫離醫師的注意範圍。這種「不安定狹心症」一定要保持嚴重警覺。發作次數增加、發作時間加長或容易發作的狹心症，造成心肌梗塞的機率極大。

——的確應該了解爸爸的更年期，充滿了心臟病發作的危險性。

猝死的預防！

河野　狹心症及心肌梗塞均以發作性的「胸痛」為主要症狀。許多人是因心肌梗塞發作而造成死亡。

——昨天之前還生龍活虎的人，突然之間就過去了……

河野 是的。所以思及自己今後的人生，而突然胸痛，在一至二小時內死亡的猝死，的確是令人既悲哀又懊悔的死亡方式。

——心臟病一定要預防，狹心症會導致猝死的重病嗎？

河野 不，並非如此嚴重。根據報紙的死亡報導，很少是因狹心症造成的死亡。狹心症約有三個階段過程：一是在一至兩年內有狹心症發作，之後便不再發作；二是轉移為心肌梗塞；三是心臟逐漸增大，引起「淤血性心不全」。這三種當中，可能只形成一種或者會重複出現。自己的養生方式會決定出現的型態。

——那麼，要以何種生活方式及養生之道才能保持心臟健康呢？

河野 當然身體的活動本身需受限制，避免增加脈搏跳動次數及血壓上升。如此一來，就能使過程產生變化。總之，了解目前自己的心臟狀態最重要，迎向更年期的爸爸尤須注意。引發心臟病的理由很多，了解心臟狀態為首要之務。

——外行人應注意什麼？

河野 這並不困難。例如醫師說：「不可以慢跑」或提醒自己「要慢慢爬樓梯」時，就可以詢問醫師理由何在。心臟病要隨時保持這種「為什麼」的疑問，可使情況獲得相當大的改善。

——這個「為什麼」的疑問真的可以預防猝死嗎？

河野　是的。不只是心臟病，對其他所有疾病而言，都是如此。男性更年期是「疾病百寶箱」的年代，要了解「猝死」，就從了解自己的心臟狀態開始。曾有一例，就讀國中的女生，因罹患「心肌症」這種心臟疾病，因此在校內禁止一切運動。醫師提出限制運動的建議，因此上體育課時只能在旁觀摩。

——不能運動嗎？

河野　這位學生能夠了解自己的疾病，且遵守體育課時只觀摩不參與的規定，卻毫不自卑，心情非常開朗。國中畢業之後，順利進入高中就讀。

——真是非常努力的孩子。

河野　是的。她一直非常喜歡體育，興高采烈進入高中就讀，在第一次上體育課時，由於同學與老師的鼓勵，她高興地與同學跑了幾十公尺，不料，突然趴地倒下，猝死現場。她的死對周圍朋友留下無限悔恨，大家都懊悔不已。

——真可惜……

再發的危險性為百分之二十……

河野　大家一定要了解，「心肌梗塞」會直接導致死亡，而「狹心症」極易轉移為心肌梗塞，這兩者的關係必須非常清楚。

——一旦引起心肌梗塞發作後搶救回來的生命，應如何預防「再發作」？

河野　基本上，心肌梗塞罹患之後，的確有可能「再發作」、「再再發作」或「淤血性心不全」而導致死亡。心肌梗塞的原因為「血栓」，為避免其再度形成，必須預防供養心肌的冠動脈因血栓而閉塞。常聽人說，這時就要長期服用「抗凝血藥」。

——服用多久的時間？

河野　因為再發作的危險可能持續一生，因此，恐怕一生都必須服用。

——到更年期以後，任何一位爸爸都可能引起心肌梗塞。是否只要服用抗凝血藥，就可預防心肌梗塞？

河野　是的，這個想法的確不錯。但是，另一方面而言，仍有引起再發作的情況。例如：發作後服用藥物連續數月之後，認為「服用這段時間已經足夠」；或有人認為：即使服用抗凝血藥也會發生心肌梗塞，而「停止服用」。

——博士對此有何想法呢？

河野　這問題十分尖銳。因為這是因人而異，我很難回答。你應當能夠了解。

——是的，我了解。

河野　在諸多意見當中，我仍然認為這種藥物具有預防效果。因此，病發後至少一個月至半年內必須持續服用。但過了七十歲後，或因心不全而有「浮腫」現象的人，因為是屬於容易出血的病症，必須避免服用這種藥物。

老實說，抗凝血藥的服用十分困難。因為它會使血液不易凝固，因此，每當流鼻血、牙齦出血、或是血尿、血便等現象發生，便會導致出血不止。使用此種藥物必須定期檢查是否具有「抗凝血機能」。

——長期使用者是否會擔心副作用產生？

河野　的確。若無法定期檢查，或因環境因素很難使用此種藥物，應避免使用。

——在這種困難狀態之中，是否能夠重新回到工作崗位？這問題是否也很難決定？

河野　若是專事於國事議論的政治家，想要成為內閣總理大臣，我想，罹患心肌梗塞後想復職將十分困難。因為，總理大臣必須日理萬機，我不能說：「好吧，你可以試試。」百分之二十的再發作危險性仍然存在。而再發作、再再發作均可能提高死亡率，一定要避免大量刺激，以致有時很難作出決斷。當然，如果你的人生觀是死不足懼，那就另當別論了。

——再發的危險率有百分之二十嗎？

河野　不只是政治家，迎向更年期的爸爸們若原本工作十分吃重，在罹患心肌梗塞後考慮復職，一定要與主治醫師仔細商量後再作決定。

「左胸疼痛」的發作……

——為了了解爸爸的「猝死」，已談論了許多關於心臟病的基本知識。有些人疑惑的是「現在這種健康診斷是否足夠？真的可以相信嗎？」「為何因癌症而死亡的人數依然這麼多？」。

河野　依順序而言，門診患者較易罹患的疾病來自消化器官系、循環器官系、呼吸器官系，而六十五歲以上則以循環器官系疾病佔壓倒性多數。以患者整體來看，主要疾病為胃癌、大腸癌、乳癌較多，其次是糖尿病、精神障礙以及氣喘。罹患癌症的告知方式以及癌症照顧等問題堆積如山，但若避開這些問題，就無法探討「爸爸的更年期」了。

——雖然我很想探討這方面的問題，但我想留待以後更適當的機會再向您請教。現在再回到心臟病的主題。

河野　好的。

——「狹心症」是突然產生的「胸痛」，但是容易與狹心症混淆的疾病及狀態也有很多。

河野　你十分的了解。正如你所說，我們通常以「左胸痛」的發作說明狹心症，但是類似的例子很多。

——例如？

河野　以多寡順序而言，像主動脈瘤、自然氣胸、左胸膜炎、肺炎等，此外，像胃潰瘍、膽結石、心律不整、心臟神經症等也包含在內。

——主動脈瘤、自然氣胸為何？

河野　主動脈瘤就是心臟主動脈的一部分膨脹如袋狀的疾病，自然氣胸則是肋膜因某種原因而突然破裂，使肺中空氣進入肋膜腔積存而形成的。

——真是可怕。

河野　兩者一開始都是突然的「胸痛」、「呼吸窒悶」、「呼吸困難」等症狀，因此很容易被懷疑為狹心症且容易再發，一定要好好治療。

——我了解了。

河野 左胸膜炎也會引起胸痛，但很容易與狹心症區別。若是肺炎則鑑別較易。不可思議的是胃潰瘍，距離心臟較遠，疼痛情形卻類似，而有時胃潰瘍和狹心症會合併出現，一定要慎加區別。

——聽您這麼說，我的胸也痛了起來……

河野 你要多努力。另外，令人感到意外的是「膽結石」。膽囊在右上腹部，當疼痛擴散，膽結石的疼痛和心臟的疼痛很難加以區辨。更不可思議的是，動過膽結石的手術後竟有可能治癒狹心症。所以，膽囊和心臟可能有些關聯存在。

——真是有趣。

河野 心律不整的發作造成胸部的不快感，因此，很多人擔心是狹心症而至醫院治療。狹心症的特有症狀是「絞痛」，但心律不整則無。

——最後是心臟神經症……

河野 「乳房周圍抽痛」或是「呼吸幾近停止」，經檢查後發現，主要原因是「不定愁訴」等心理要因所引起。總之，為防止「猝死」，心臟病等任何細節都一定要與醫師說明、商量。

第四章

大腸癌為何不足為懼？

高爾夫球場的「未完成交響曲」？

——根據某醫學書籍記載，更年期不容忽略的問題是「排便異常」。

河野　是的。五十、六十歲之後，會有「排便異常」現象。

——那麼，何謂「正常排便」？

河野　的確，並沒有所謂「正常排便」的定義。勉強言之，就是「快便」。排便後有「十分舒服」的感覺，應該就是正常排便。

——快食、快便、快眠是健康的象徵嗎？

河野　是的。前陣子別人請我打高爾夫球，當時我發覺迎向更年期的爸爸們對排便問題都不表關心。

——是怎麼回事呢？

河野　許多高爾夫球迷運動之後便至衣帽間，幾乎所有人都衝向廁所，全部坐在馬桶上呻吟，出現各種樂章。

——不是交響樂，而是樂章嗎？

河野　正確地說，應是未完成交響曲。的確令人驚訝！

——您很少見到這種情形嗎？

河野　是的。與其說是見到，不如說是側耳傾聽兩個鄰室間的交響曲。這種排便令我擔心會罹患大腸癌。因為大腸癌初期症狀就是「排便異常」「腹痛」或是「血便」。

——聽說三十、四十歲左右有許多大腸癌的例子出現？

河野　是的。數據顯示的確如此。

——可參考家庭醫學書籍嗎？

河野　可以的。因為專業範圍較難理解，可參考一般性家庭醫學書籍。不久前，一位十五歲的國中女生與父母同來接受診察，她擔心自己是否得了直腸癌。原來是在家中閱讀家庭醫學書籍後，發現自己的症狀是糞便較細且攙雜血液，擔心不已。來到這裡之前，她已在四家醫院做過檢查，醫師說年輕人很少有大腸癌，但她閱讀醫學書籍後發覺自己的症狀十分吻合，而想接受詳細檢查。

——結果如何？

河野　將手指伸入肛門診察後，令我感到驚訝的是竟然觸摸到腫瘤，於是為她動手術，由於她還十分年輕，所以，我認為醫學統計可能發生錯誤，年輕人亦有罹患癌症的可能，醫師千萬不可執著於數字。

——……。

河野　不論任何年齡，若有「排便異常」、「腹痛」或「糞便潛血」症狀，一定要接受精密檢查。以上均為大腸癌初期的主要症狀。大腸由盲腸到直腸、肛門，大致可分結腸與直腸，最易罹患癌的部位是直腸，其次是乙狀結腸——接近大腸終端肛門附近的部分。大腸癌多為息肉變化而來。

——由息肉變化而來？

河野　與在胃部形成的發炎性息肉不同。在大腸發生的息肉多具腫瘤性，易變化為癌，一定要徹底去除，才是最重要的大腸癌預防方法。

便秘是因與致癌物質長期接觸而形成的

——大腸癌的特徵為何？

河野　大腸癌與其他癌症相比，並無集中於年輕人或更年期年齡特徵。癌出現時可能不只一處，或許同時有二處、三處，在不同時期出現亦為其特徵。

——上回聽您談起，大腸息肉是大腸癌的象徵。息肉是什麼呢？

河野　大腸壁粘膜上隆起物質便是息肉。息肉的特徵就是容易出現在大腸，因為是隆起物，故容易成為「癌」，此亦為大腸息肉與胃息肉之相異處。

——大腸中有沒有容易形成的部位呢？

河野　最容易出現部位是在肛門附近的直腸與乙狀結腸。

——盲腸呢？

河野　在大腸初段的盲腸和升結腸發現癌的機率較低，大多是在於進行癌的階段才發現。書上記載『大腸癌的部位別發生機率』可供參考。觸摸腸的不同部位可以發現，盲腸和升結腸較軟，橫結腸至降結腸會逐漸變硬，這是因為腸中物質積存在乙狀結腸和直腸所致。

——會積存在這些地方嗎？

河野　是的。會積存在乙狀結腸和直腸。也就是說，糞便會積存在乙狀結腸與直腸，糞便中的致癌因子或物質隨時接觸的部分，亦在此二部位。

——因此，便秘並不好？

河野　是的。一旦便秘會長期與致癌物質接觸，所以絕不可讓糞便積存該處。

——能否再詳細說明？

河野　糞便在盲腸和升結腸處還是液狀的，因此很難成為糞便積存下來。換言之，一旦罹患了癌使腸變狹窄之後，該部分的糞便仍是液狀並不會造成阻塞，不會有便秘或腹痛等的警告出現。

——出血現象呢？

河野　血液會與液狀糞便相互混合，不會與直腸或肛門附近出現的鮮血一樣，此二者卻相當難以分辨。唯一線索是利用『糞便潛血反應』這種顯微鏡檢查。換言之，若早期沒有這些自覺症狀，只能依賴糞便潛血反應檢查時，通常會發現較遲或在進行癌階段才發現。

——大腸初期癌的症狀有哪些？

河野　大腸的初期癌是指在粘膜層與粘膜下層內癌細胞的停留狀態。例如由腸中來看，除了粘膜層和粘膜下層之外，還有一層肌肉層，到達底部肌肉層的癌稱為『進行癌』。早期癌和進行癌並非以大小，而是以深度決定。

——因此，早期癌不須進行剖腹手術就可治療嗎？

河野　是的。可以利用內視鏡治療，但是若早期癌不斷擴大，仍應選擇剖腹治療為佳。

——早期癌患者被告知「動剖腹手術」時，患者或許認為「為時已晚」……

河野　的確。因此很難對患者說明病情。

重視說明的理由

河野　雖然早期大腸癌並不一定要動剖腹手術，但是，當手術必須進行時，病人會有「既然是早期為何要動剖腹手術？」的懷疑。實在很難說明病情。總之，早期大腸癌要做內視鏡治療，至於是否動剖腹手術，則受許多條件影響。選擇以主治醫師最有信心以及最慣用的方法行之，比較安全。

——的確如此。

河野　現在已經建立了對早期大腸癌的治療方法，因此，在討論治療方法時，必須重視充分說明後的同意理由。

——能否具體敘述？

河野　例如，若癌數目與息肉數目較多時，能夠進行內視鏡治療，以息肉而言，燒掉息肉直徑一般為十五至二十公釐，較大的息肉有時需分為好幾次燒掉。

——您的意思是……

河野　這就在於「病人的心態」了。大腸癌的早期癌或進行癌，並非以大小而是以深度決定，因此，早期癌必須動剖腹手術時並不表示是進行癌。剖腹時醫師會詳細告知內部情形以使患者了解。但是，最近許多告知手續均草草了事，根本沒有考慮患者心態。必須考量的因素有：病患的宗教信仰、年齡階層、職業及性格等等。偏差值較高的醫師愈來愈多，所以，這類醫師的煩惱或許減輕了不少。

——博士您本身呢？

河野　我認為只要自己與周圍朋友能夠了解即可。某位著名女性作家由於乳腺症而至大型醫院住院時，在一樓候診室等待並點了根煙，這時，坐在她前方一位年紀稍長的男性對她說：「我罹患了直腸癌，醫師說是早期，但我不太了解。妳是哪兒不舒服？」而這位女性作家則坦言以對：「我罹患了乳腺症。」幾乎在毫無設防的情況下回答。在候診室的氣氛如此，可能是「只有病人的世界」，一個與外界截然不同的地方。這是作家事後的敍述。而這位男性說：「這層樓全為癌症患者，看妳的臉色可能是早期，因為我患病已久，能夠了解。」他以奇特的方式鼓勵作家，同時說：「最討厭的是醫師對我說明病情的時刻。」

——什麽意思呢？

河野　當醫師殘酷地說：「你罹患了癌症。這裡有癌必須切除……」會令患者感到十分害怕。醫師能如此冷靜地告知患者，我覺得很羡慕。說明結束之後，這位醫師將原先握在手中的原子筆砰地一聲放在桌上，似乎在問對方：「你還有什麽問題嗎？」而這位男性說：「

我無法提出問題。當被告知罹患癌症時，腦中一片空白什麼也聽不見。」又對這位作家說：「我想醫師會以同樣的方式告訴妳，妳千萬別生氣，因為醫師的態度向來如此。」

——那麼這女作家的情形如何？

大腸息肉是大腸癌的警訊！

河野　醫師告訴女作家：「妳的檢查報告已經出來了，是否要請家人一起來聽？」又說「妳罹患的乳腺症。並不是不好，只是……」說明情形與先前那名年長男性所描述的相同。說明結束後砰地將原子筆置於桌上，似乎在問：「妳有什麼問題，不用擔心，趕緊問吧！」

——真的是如此。

河野　我問她你究竟問了什麼問題？她說：「我根本不知要問什麼，正如那位男性所說，腦中空白一片。」因此而對醫師抱持不信任感，無法建立與醫師間的信賴關係。

河野　回到大腸癌的主題。大腸是從盲腸開始，到達直腸肛門為止的部分，大致分為結腸與直腸。最易形成癌的部位是直腸，其次為乙狀結腸——在大腸終端接近肛門部位。因此，以距離肛門的遠近來考慮不同的手術方法。大腸癌幾乎都是由息肉變化而來，長期便秘刺激直腸是不好的，而放任息肉不予注意也不妥。

——便秘是大腸癌的警告信號，而大腸息肉是大腸癌的警告嗎？

河野　這點十分重要，必須反覆強調。大腸息肉與胃所形成的發炎性的息肉不同，大腸息肉多為腫瘤性息肉，易變化為癌，一定要徹底去除。大腸息肉具有特殊家族腺瘤（息肉病）這種遺傳性的疾病，過六十歲後，癌性變化的可能性極強，因此，更年期的大腸息肉病一定要動手術去除。

——大腸癌的症狀為何？

河野　可說是無症狀。但是依照癌出現的部位不同，可能產生不同症狀。例如：在大腸下部的直腸或乙狀結腸所形成的癌，在早期會出現便血，且於排便後會有殘便感，排便次數增加、排便時腹痛、交互便秘與下痢現象，以及糞便較細等均為其症狀。

——那麼在腸的上方呢？

河野　大腸上方右側的盲腸與升結腸出現癌時，症狀出現得較慢。因為在此部位附近糞便仍為液狀，腸出現癌而變狹窄變細時，糞便通過並無困難，所以很難產生自覺症狀。等到腫瘤造成腸的阻塞時，才會有腹痛現象。大腸上部的癌可能因貧血而發現，或是體重減輕感覺異常、癌轉移到肝臟才發現。

——大腸癌的自覺症狀不可忽略。

河野　是的。不過，接受大腸癌檢查時必須讓醫師檢查「肛門」，恐怕國人會比外國人來得猶豫。

——我能了解。

河野　不必過於擔心。一年至少要做一、二次的糞便潛血檢查，以確定病情，同時，有大腸息肉的話一定要切除。

——這樣做就可以安心了嗎？

河野　我雖然很想這樣說，但仍有很多漏洞。

——什麼漏洞呢？

「爸爸快出來」的危險性

——先前提到大腸癌的「漏洞」，請您敘述一下。

河野　是的。請問柏木先生，您有痔瘡嗎？

——痔瘡？老實說……

河野　我並非要威脅你，痔瘡出血而造成大腸癌的例子並不少。

——真可怕。

河野　所以，如果認為是痔瘡出血，一定要接受「直腸指診」「灌腸診斷」及「內視鏡」等的檢查。

——也要接受糞便潛血檢查嗎？

河野　是的。不過，糞便潛血檢查固然十分重要，自覺症狀仍必須重視。痔瘡附近的息肉與息肉附近，都可能潛藏有癌，單純認為是痔瘡，事實上可能是合併著大腸癌出現。

——原來如此。

河野　這就是大腸疾病的困難之處。先前提及有血便、排便異常、腹痛等三大症狀，但是，慢性腹部的不快感則是來自大腸癌的警告。爸爸們坐在馬桶上，炸彈丟下一次、二次，覺得糞便已經排空了，結果可能仍頑固地殘留很多糞便。殘留的糞便刺激大腸粘膜，會導致大腸癌。因此，太太說：「爸爸你還在裡面嗎？」這句話可能就會成為大腸癌的促進因子或誘因了。

——絕對不可以說：「爸爸快出來！」

河野　是的。錢可以儘量儲蓄，可是糞便可不能儲蓄喔！稍微殘留的糞便會使腹部產生症狀。例如，腹部周圍覺得不清爽，覺得會抽痛，或是覺得糞便還殘留在體內的不定愁訴會出現。這種症狀持續一個月時，就必須接受檢查了。

——痔瘡真可怕！

河野　不，痔瘡本身並不可怕。可怕的是單純以為是痔瘡，但是在其背後卻隱藏息肉或癌，才是可怕的事。

——長期罹患痔瘡，腹部出現症狀就要接受檢查嗎？

河野　是的。但是這也很困難。因為人通常都會輕視自己的疾病。如果由二位醫生診治，一位建議採用動手術，一位建議採用保存治療法，大多數人都會聽從不動手術觀察經過醫師的意見。

——的確如此……。

河野　但是這些症狀或病情如果能改善的話還好。否則在腦海中還是經常會掠過動手術比較好的醫師的話，因而產生不安感。人心就是如此，但是也不能因此而動不動就動手術。如果是柏木你會怎麼做？

——老實說，真是進退兩難耶！

河野　姑且不論心靈的脆弱與否。在最初的階段可以選擇直腸指診、直腸鏡檢查、大腸纖維鏡等診斷法。但是必須了解的是，全大腸癌的四十五％是直腸癌，而七十五％是經由直腸指診診斷出來的，大腸癌大多是屬於生化惡性度較低的癌，而且是慢慢發育的，所以成為外科治療的對象。

——有沒有早期發現法呢？

河野　不要猶豫，接受醫生的肛門檢查吧！

——……肛門對著醫生，愈近愈好……。

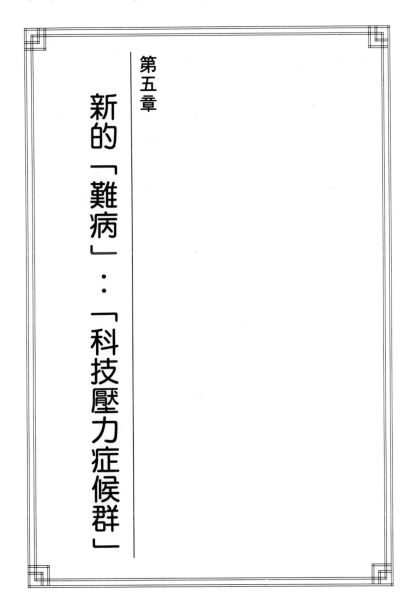

第五章
新的「難病」：「科技壓力症候群」

現在的天才都罹患了「科技依賴症」

河野 報社最近應該不是用手寫，而是用文字處理機或個人電腦打出原稿吧！

——你很了解嘛。年輕人可能還沒有問題，可是對我而言卻是很辛苦的事情。例如有的內容用手寫一百行的報導大約花一～二小時，可是利用文字處理機可能要花上六～七小時呢！老實說，我不太喜歡使用個人電腦或是文字處理機。

河野 嗯，這就是科技壓力症候群。

——什麼呀?什麼是科技壓力症候群?

河野 隨著工作場所的ＯＡ化不斷地進展，結果增加了這種「心病」。

——這是什麼症狀的疾病呢?

河野 使用個人電腦工作的人經常會出現這種「科技不安症」與「科技依賴症」。尤其進入更年期以後或是迎向更年期的爸爸們，會形成過剩反應，或是相反地出現異常適應反應等的疾病。

——請你再簡單一點地說明吧！

河野　電腦對「問題」會快速做出明確的回答。因此，習慣以後大家就會討厭不明確的表現，而喜歡明確的回答。認為一些「含混不清」或「感情表現」都是不必要的，因此也懶得與他人交際應酬了。

——回家後也非常冷漠嗎？

——是啊！很多丈夫會只對妻子說「我不舒服」或「我不想在家裡討論工作的事情」，並沒有查覺到自己因為工作所導入ＯＡ工具而連心靈都產生了變化。

——的確如此……。

河野　例如，接觸個人電腦的時間持續增加後，受到個人電腦思考形成的影響，沒有機械就什麼都不能做，而形成一種「科技依賴症」。

——這是真的嗎？

河野　以文字處理機為例，對於坐在前面的同事打招呼「你早呀！」之後，就開始敲打鍵盤的人增加了。這也可以算是「可愛的人」。

——有呀，有呀，我們報社裡也有這樣的記者喔！

河野　如此一來不只是迎向更年期的時期，對人類而言所需要的「柔軟性」和「曖昧性」都失去了。

——不但危險，而且可怕喔！

河野　是呀！像我說的「天才」，很多人也從事醫療工作，有些是很懂得畫清界限的人，當然他們的優點我必須要承認，可是這些人如果遇到一些意外就會產生非常大的挫折感，失去自信而很難再站起來了。

——如何分辨科技依賴症的症狀呢？

河野　具有個人差異，首先就是「精神失調」。例如，如果丈夫將ＯＡ機器買回家中，關在房間裡不出門的話就要注意了。

——為什麼會變成這種情形呢？

河野　像女性，將電腦當成「目的手段」而使用的傾向較強，但是男性對電腦卻產生了感情，換言之，就好像是「與同事交往的感覺」一樣。

——原來如此……。

韌性極強的爸爸們的「科技不安症」

——據說男性比女性容易罹患「科技依賴症」喔！

河野　男性將感情移入自己所使用的電腦中的傾向很強。具體而言，甚至好像對自己的同事或戀人說話似地對電腦說話。但是女性卻把電腦當成洗衣機一樣，把文字處理機當成工具，視為達成目的的手段，這就是二者間的不同。

——有沒有容易罹患科技依賴症的型態呢？

河野　愈合邏輯性的人愈容易罹患。因為這些講求邏輯的人，一旦陷入感情的糾紛中，遇到電腦無法處理的問題時，就會認為「這並非電腦機械出錯，而是由於自己沒有才能」而責備自己，陷入「憂鬱狀態」。

——結果如何呢？

河野　就會形成喪失意欲或抑鬱感、無氣力感，最後就不願意上班了，但是在此之間還是有徵兆。例如，眼睛疲勞、頭痛、頸部、肩膀、腹部的不快感或疼痛出現。此外，還有容易被忽略的「逃避」。

——逃避嗎？

河野　是的。尤其對於工作的嫌惡感而勉強自己多做運動。但是，即使逃避到運動中，回到工作場所時又會感覺呼吸困難，或是出現心悸或壓迫感。這時就會產生無氣力感，而知道「心裡的疲憊」。

——……、……。

河野　柏木先生也是喜歡運動的人嗎？

——事實上，最近同事們都說我是「過於愛好運動的記者」……。

河野　這個科技依賴症是「科技症候群」之一。科技症候群包括「科技不安症」與「科技依賴症」。

——是的，我記住了。

河野　科技不安症以經常處理電腦終端機或文字處理機的人較常見。沒有辦法充分處理或操作時的壓力積存，也會引起這一類的電腦恐懼症。

——有沒有治療或對應的方法呢？

河野　簡單地說，只要減少來自電腦的科技壓力就可以了。並非一定要住院或服用抗憂鬱劑。如果能調職到與他人接觸的機會較多的單位，或是藉著「旅行」等轉換心情，都是很好的方法，此外也可以和上司或醫師商量。

——尤其是更年期的爸爸們更是如此嗎？

河野　在工作的空檔要充分休息，和他人談笑，離開公司二十分鐘前就把工作結束，這些都是重要的秘訣。沒有解決的部分不要勉強記住，可以寫在備忘錄上，養成這種習慣最重要。也不要將感情過度放入電腦中，必須擁有能表現自我、支持自我的興趣。換言之，要避免「埋首於工作中」，要擁有「休閒生活」。而且，休閒活動以轉換情緒而言，至少需要二小時到二小時半以上的時間。

——這個科技依賴症，可能需期待產業醫生高明的醫術來處理了。是吧！博士。

第六章

肺癌與「煙」相關考察

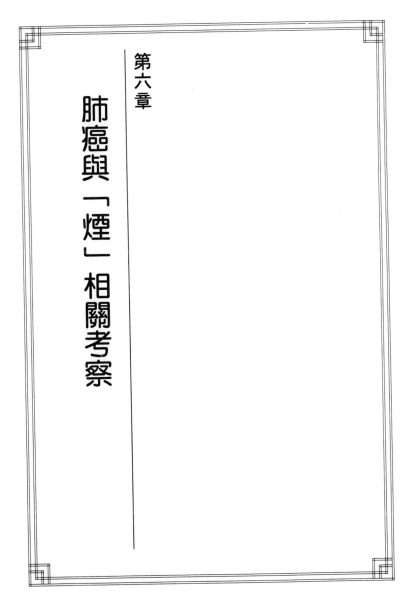

不僅令人「困擾」，且令人「迷惑」的二手煙

——吸「煙」真的會導致「肺癌」嗎？

河野 當然囉！煙不是唯一的原因。但是如果問哪一型的人容易罹患肺癌，當然是以男性較多。而且五十歲以上的男性較多。

——這麼說來「爸爸們」必須要注意囉……。

河野 是的。一天香煙抽二十根以上，而且持續二十年的人，就算罹患肺癌也沒什麼奇怪的。

——男性和女性罹患的比例如何？

河野 三比一，以男性較多，不過最近女性也有增加的傾向。

——也經常看到年輕女性在吸煙區吸煙呢！

河野 是呀！研究肺癌的醫師們都感到很憂心。

——但是，「寧願吸自己喜歡的煙而死，也不願忍耐不吸煙而死」，很多同事和朋友都這麼說……。

河野　「我吸了三十年的煙，可是並沒有罹患肺癌」等，對於嗜好品我們總會有各種的理由，對於酒也是如此。但是，煙的確是肺癌的危險因子。

——事實上，我也是「一天抽三十根煙組」……。

河野　與酒的差距就在於煙有「二手煙」的問題。會危害周圍衆人的二手煙的問題不容忽視。因此「戒煙」或「禁煙」的呼聲高漲，不抽煙的人增加了。結果，與煙有關的肺門型的肺癌罹患率維持穩定。

——什麼是肺門型肺癌呢？

河野　肺癌依發生的部位，也就是部分和位置的不同，分為肺門型（中樞型）與肺野型（末梢型）。肺門型的癌是因為吸煙的原因所造成的。而肺野型的癌則大都是吸煙以外的原因所造成的。「那個人不吸煙為什麼會罹患肺癌呢？」我們經常聽人這麼說，而這些人大多是屬於肺野型的肺癌。

——吸煙的人容易罹患肺門型肺癌嗎？

河野　是的。戒煙和禁煙的想法固定之後，最近肺門型的肺癌減少了。而相反地肺野型增加了。但是由於增加的原因不明，因此必須定期接受X光檢查。

——症狀有何特徵？

河野　有的。與煙有關的肺門型肺癌形成於支氣管較粗的部份，因此會有咳嗽、痰、血痰出現。最初大多是乾咳，根據我的經驗，最初沒什麼特徵，大都是有痰，痰中攙雜血後才開始自覺到這個問題。當然，也有人是從「感冒的症狀」開始的。

——有各種不同的特徵嘛！

河野　肺野型的特徵就是完全沒有自覺症狀。因此只有定期接受X光檢查才能進行早期診斷。

——聽說即進行X光檢查也很難發現呢！

河野　的確很難發現。其理由是，與醫師拍攝X光照片的「眼睛」和攝影條件有關。另一方面，肺門型與心臟陰影和大血管陰影容易重疊，因此也很難發現，所以很難診斷。吸煙者在這個很難發現的部份容易形成癌。

——真是討厭呀……。

「煙的味道很難抽……」

河野　肺癌分為肺門型和肺野型二種，與「煙」有關的就是肺門型。而肺門型的肺癌容易自覺到咳嗽、痰、血痰等症狀。而肺野型沒有自覺症狀。

——為什麼會這樣呢？

河野　因為香煙的煙會直接刺激粗大的支氣管所致。就好像我們吸到「煙霧」一樣，支氣管會非常乾燥。肺野型則是無症狀，也就是沒有自覺症狀。因此，只好接受胸部X光檢查。換言之，肺野型也比較容易發現。較容易發現意味著可以早期發現。如果能早期發現，則癌的治癒力達到八十％。

——肺癌的症狀包括……。

河野　肺門型以咳嗽、痰、血痰為主要症狀。但是，並非肺癌特有的症狀。

——為什麼呢？

河野　例如，支氣管炎或肺炎等肺癌以外的疾病也會出現咳嗽和痰的症狀。因此，出現血痰時一定要趕緊接受檢查。而肺野型的癌較少出現自覺症狀，可是進行後會引起胸膜炎，胸壁遭到破壞。轉移到骨時會出現背痛和胸痛的現象，呼吸困難等症狀也會出現。

——如果自己不抽煙時……。

河野　尤其像肺門型的肺癌，粗大的支氣管被阻塞後，很快就會出現肺炎，引起呼吸困難。發現得愈遲則症狀愈強烈……。

——唉，不要再說了。

河野　總之，我很想說這是較容易發現的癌，但是像柏木先生你們這些老煙槍的爸爸們，聽到我這麼說也許會感到害怕吧！

——真的很害怕。那麼肺野型的診斷法是什麼呢？

河野　首先，每年要進行胸部X光檢查。因為痰是來自支氣管的分泌物，因此，只要檢查分泌物，就可以早點發現癌細胞。

——是嗎？

河野　雖說出現了「癌」，可是每次咳嗽時，痰會與癌接觸，因此檢查分泌物就能檢查出癌細胞。這就是「喀痰檢查」，是檢查肺癌時的基本檢查。這個基本的胸部X光檢查和喀痰檢查進行之後，還要選擇電腦斷層掃描或內視鏡檢查、針切片檢查（利用針進行細胞檢查等）、MRI（磁氣共鳴斷層掃描）。

——與煙有關的肺門型肺癌較難發現，如此一來……。

河野　你是想問利用X光照片能夠做出哪些推測嗎？

——是呀，是呀。

河野　肺癌的早期X光照片，因為肺癌會隱藏在心臟或大血管等處，所以，可以藉著照片發現間接異常現象。例如，出現支氣管狹窄或閉塞狀態時，必須觀察周圍的狀況而進行判斷。癌本身在增大時才看得到。

——這是你的經驗談嗎？

河野　感到懷疑時，最好進行CT或MRI檢查。CT是將身體環切的狀態進行攝影，X光則是發現與心臟或橫隔膜等重疊而拍不到的部位的腫瘤。MRI則是利用體內氫原子核質子的磁氣共鳴現象，將其畫像化的檢查，診斷上能發揮威力。

——覺得煙的味道愈來愈難抽了……。

「CT」與「痰培養法」的不同

——吸煙者的肺癌真是麻煩呀，很難診斷……。

河野　是呀。但是戒煙、禁煙運動使得吸煙者較常罹患的肺門型肺癌減少也是事實呀！

——身為老煙槍的我還是感到擔心。吸煙的人是否一定會罹患肺癌呢？

河野　當然不是如此。但是卻是高危險群。除了抽煙外，先前所說的「二手煙」也是問題。我認為吸煙者隨時罹患肺癌都沒什麼奇怪，而且不只是肺野會形成癌，肺門型這種難以發現的肺癌也可能會出現。

——到這種地步嗎……。

河野　是的。總之一年要進行一～二次胸部X光檢查。

——必要時還要進行CT、MRI檢查，除此之外呢？

河野　還有支氣管纖維鏡。X光和CT可發現較小的腫瘤，而要決定肺癌還是要靠支氣管鏡。決定是否為癌，必須要取得癌細胞及腫瘤的組織，利用顯微鏡觀察診斷。稱為病理檢查的組織診斷或細胞診，為了進行病理檢查，必須做支氣管纖維鏡檢查。

——一定很痛苦吧……。

河野　這個嘛……。

——別這麼說呀，你好冷酷。

河野　要先吞下直徑約五公釐的細軟管。然後利用其前端附著的透鏡，仔細觀察支氣管深處到末梢的部分。看看是否真的有腫瘤存在。如果存在時，必須採取一部分的腫瘤組織。不能直接觀察時，則必須一邊進行X光透視，一邊採取腫瘤細胞或組織。或是利用噴霧痲醉的方式，就能減輕痛苦，也許有一點點疼痛吧！

——嗯……。那麼，有沒有其他的組織檢查法呢？

河野　先前談及的針切片檢查也是一種。有的人認為利用針刺入胸部檢查可能已經太遲了。總之，由體外將針刺入胸部取出部份的腫瘤組織，進行組織診或細胞診，選擇這個方法，不見得就是為時已晚。例如，利用支氣管纖維鏡無法診斷的「肺野型肺癌」，或是利用X光透視或CT，一邊觀察腫瘤一邊由體外刺針，如果未慎重其事時，可能在胸膜腔內積存空氣，引起「氣胸」等的合併症。

——既然CT檢查不痛，我選擇CT檢查。你覺得如何呢，博士。

河野　的確，CT能拍攝到X光檢查很難拍攝到的部分，像心臟或橫隔膜等重疊處難以拍出的部分的腫瘤也能發現。但是某位女性卻說：「醫生呀，進行CT檢查就好像是躺在火葬場等著火化一樣。身體完全不能動，一直躺在那兒，遠處傳來嗄、嗄的聲音……。」

——除了CT檢查以外，對於吸煙者而言，X光和咯痰檢查都很重要，該採用何種方法呢？

河野　以「痰培養法」最有效。在可以裝特殊保存液的容器中，連續三天將起床時的痰放入容器中的方法。比起以往一次的採取法而言，診斷率提升二倍以上。

——這麼說來吸煙還是會危害健康囉！

第七章 避免後悔莫及的「食道癌對策」

男女比為七比一，是男性的「勝利」

河野　「更年期的爸爸們」不可忘記的疾病就是「食道癌」。與胃癌及大腸癌相比，雖然並不多，但是五十幾歲的男性占壓倒性多數。男女比為七比一或九比一，爸爸們在這一方面獲得勝利。

——更年期的爸爸們的確充滿危險。為什麼這種疾病的女性罹患者較少呢？

河野　可能和荷爾蒙有關吧！經由動物實驗，去除雄性動物的睪丸後，據說癌的發育會延遲。使用女性荷爾蒙做動物實驗，發現癌的發育也延遲，因此可能與女性荷爾蒙有關。基於這個想法，男性具備容易罹患食道癌的條件，再加上「酒」和「煙」，當然就屬於高危險群囉！

——這麼說在世間的爸爸們幾乎都是高危險群囉！

河野　是的。實際問題是，如果光是在意這些問題，恐怕就沒有辦法過著多采多姿的人生了。但是煙和酒一併攝取是食道癌的誘發原因。

——生為男人真可悲呀……，有沒有自我檢查法呢？

河野　不可忽略自覺症狀。尤其喜歡喝燙的東西，例如，喜歡喝燙味噌湯的人，或是喜歡吃辛辣食物或碳酸飲料的人，一定要注意自覺症狀。

——我想，包括我在內，很多的爸爸們都喜歡用燒酒調的水酒或燙過的酒等會刺激食道的飲料吧！

河野　罹患食道癌後可能就會後悔莫及，而且會認為「為什麼喜歡喝這些東西呢？」或是「如果沒有喝太多就好了！」但是卻不能因此而過著萎縮、索然無味的生活。

——除了健診之外沒有其他的預防法嗎？

河野　健診很重要。但是即使健診，也不能百分之百地安心。只能達成八〇%而已。

——剩下的二〇%呢？

河野　就是不安度。進行身體檢查能夠得到八〇%的安心，對於人生而言也是重要的事情。不過，即使接受健診，也不可以忘記還有二〇%的「不安度」。所以一定要由自己盡早察知是否罹患「食道癌」。如有「胃不舒服」或「吞嚥食物時食道刺痛」，或是「吞嚥食物時食道阻塞」、「與食道平常的感覺不同」等自覺症狀時，不可以忽略。癌雖說是無症狀，但是事實上是有症狀的。相信你一定可以想到「當時有那個症狀……」。

——不可忽略自覺症狀也是早期發現的重要手段嗎？

河野　舉個普遍的檢查例說明。像食道造影法與內視鏡檢查，或是針對肺癌的CT或M

RI，可以進行淋巴節的轉移或遠隔臟器的檢查。門診患者也可以利用X光檢查與內視鏡組合進行檢查。內視鏡檢查中有一種盧戈爾液染色法，如果盧戈爾液散布於食道中，將食道染成黑色就是正常的，如果有癌病巢時，看起來是白色的，因此可一目瞭然，有助於早期發現。

——如果動手術時，是不是要切除食道呢？

河野　是的……。

與奧姆真理教無關的「溫熱療法」

——以五十幾歲的爸爸們占壓倒性多數的食道癌，有哪些治療法呢？

河野　基本上是外科手術、放射線、化學療法，而最近可以使用內視鏡切除食道粘膜，或利用雷射照射切除癌的方法，也能提昇效果。此外，還有溫熱療法也備受注目。

——溫熱？因為「奧姆真理教」而著名的溫熱療法嗎？

河野　這與我說的溫熱療法不一樣。溫熱療法是利用「癌細胞不耐熱」的性質而使用的方法。對於癌的部位進行局部加熱，使癌細胞死亡的治療法就是溫熱療法。

——是不是最近才知道癌細胞不耐熱呢？

河野　不，很早以前就知道癌細胞不耐熱，但是因為沒有辦法正確測量出體內的溫度，而且沒有辦法只對癌患部進行四十二度的加熱，因此直到最近才使用。最近由於使用熱傳對溫度計，這種尖端附有檢溫部的如鐵絲般的器具，能測量患部或癌病巢部的溫度，因此可使用於臨床上。這個溫熱療法大多不是單獨使用，而是與放射線療法併用，較能提升效果。

——真有趣。可以稍微詳細說明嗎？

河野　溫熱療法分為全身加溫法與局部加溫法二種方法。全身加溫法就是使血液在體外循環，而外部加溫到四十五度左右再回到體內的方法。如果為進行癌或癌轉移到全身時可以利用。但是還是有很多限制。目前仍存有一些難題待解決。

——另外一種局部加溫法呢？

河野　就是利用溫水或電磁波、雷射等，只對於被癌侵襲的部分進行加溫，殺死癌細胞的方法，比較簡單。

——是否與全身加溫法同樣地，不能單獨使用？而是癌治療的輔助治療法呢？

河野　是的。

——再談談最擔心的手術問題。手術後是不是會失去食道呢？

河野　是的。因此為了提高手術後的生活，一定要「重建」食道、恢復體力。

——重建食道嗎？

河野　這個食道的「重建術」是為了吞嚥食物而進行的方法。大多是利用小腸或結腸來代替。食道為筒狀，有狹窄處，代用食用與原先存在的食道部分要相連是很困難的，而且容易化膿，因此只好讓代用食道通過胸骨的前方或內側。

——那麼……，這樣就能恢復體力嗎？

河野　是的。手術後的營養補給術已顯著提升，能夠充分進行手術後的營養補給。在胸骨前方或內側重建代用食道後，經過情形非常順利時，很多人能夠重新回到社會上。這的確是一大福音，但是最重要的還是不罹患癌。因此……。

——不抽煙、不喝酒，同時要進行健診。

河野　的確如此。

第八章

「胃癌」與「胃潰瘍」的因果關係

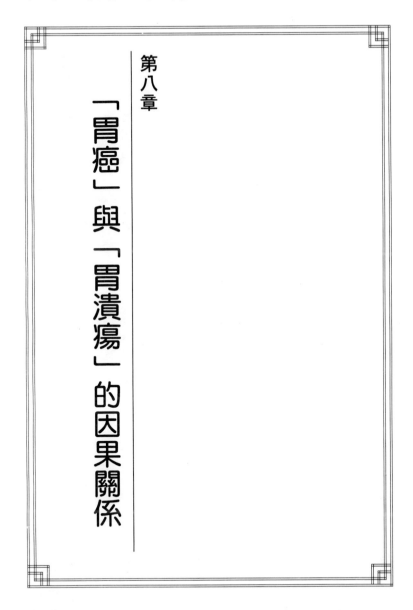

喝咖啡會造成胃潰瘍嗎？

—我想唐突地問一句，聽說喝咖啡會導致胃潰瘍，是真的嗎？

河野 咖啡中所含的咖啡因刺激胃，的確會造成胃潰瘍。

—聽說也會導致「癌」……。

河野 癌有很多要因。通常都是幾種要因聚集在一起才會形成癌。如果只是咖啡一項因素也許比較勉強。像一些經常喝咖啡的國家的國民，不見得都會罹患「癌」。但是，使胃的粘膜受損會導致胃潰瘍。此外，咖啡是使用炒過的咖啡豆為原料，如果炒焦時就好像烤焦的魚一樣，與致癌有關。因此，咖啡中「焦黑」的部分與致癌有關。我建議各位最好不要在空腹時喝咖啡。

—為什麼呢？

河野 因為吃過東西後喝咖啡能夠促進胃液分泌，幫助消化，這樣比較好。胃液分泌減退之更年期的爸爸們更需這麼做。當前，前提是未罹患胃病。

—將缺點反過來利用而成為優點，也是一種很好的想法。尤其國人罹患胃潰瘍和胃癌的人較多也是事實。胃潰瘍時有什麼自覺症狀嗎？

河野　據說胃癌是無症狀的，但是胃癌發現的動機大多是腹痛。因此，這個「腹痛」不要認為是「輕微的肚子痛」而等閒視之。更簡單地說，胃潰瘍是因為某種原因，胃粘膜被胃液侵襲受損而形成潰瘍的狀態，正好像水流沖垮河堤一樣。而胃癌則是因為癌細胞增殖所引起的，就好像河堤變得狹窄的狀態。

——胃潰瘍和胃癌根本上是不同的疾病嘛！

河野　是的。因此，胃潰瘍不會形成癌。很多潰瘍患者去看醫生時，會說是不是發現了癌細胞，或問潰瘍會不會成為癌。事實上潰瘍不會變成癌，潰瘍周圍或附近，或是較遠處容易形成癌。

——其理由何在呢？

河野　因為據說容易罹患胃潰瘍的人，具有容易罹患胃癌的體質和生活環境。

——胃潰瘍和胃癌的自覺症狀相同嗎？

河野　與其說是相同，不如說是容易混淆。發現的動機是腹痛，而共通點也很多，因此很難明確地區分是胃潰瘍或癌。不過胃潰瘍在飯後會引起腹痛，十二指腸潰瘍是空腹時會引起腹痛，這些都是自覺症的特徵。此外，像覺得不舒服、噁心、胃灼熱、噯氣、胃的膨脹感、苦重感、食慾不振、上腹部痛等症狀都會出現。這些都是胃潰瘍或胃癌的自覺症狀。所以，光靠自覺症狀很難區分是胃潰瘍或胃癌。

——所以，基本上有症狀時就要立刻去看醫師囉！

河野 是的。但是要遵守這個基本事項似乎很困難。

——那麼，如果想更正確地知道是胃潰瘍或胃癌，該怎麼做呢？

河野 經由內視鏡觀察胃的內部，或採取一部分的胃壁組織進行顯微鏡檢查，不過光靠一次的檢查很難發現，或是在追蹤潰瘍的經過時發生胃癌。因此，必須慎重地進行潰瘍的治療。

犯人是皮洛里菌

——聽說最近的胃潰瘍幾乎都不動手術了。

河野 不，不是如此。像難治症、治療過程不良、胃潰瘍太深，出血或胃壁穿孔等狀態就必須動手術。但是，這十年來的手術例的確減少了。

——為什麼呢？

河野 因為使用「H2遮斷術」這種有效的治療藥，因此潰瘍的治癒力提高，所以不需要動手術。

——但是，我看我同事的情形，一旦罹患胃潰瘍時要長期治療，為什麼呢？醫生說還要觀察情況，我看他都快要變藥罐子了……。

河野　胃潰瘍的缺點有二。一是容易再發，尤其是曾經罹患潰瘍的人，容易再形成新的潰瘍。而再發後要診斷是否治好需費時六個月、一年或二年。有的人治好之後過了一年進行健診，醫生又說他罹患了胃潰瘍，因此他懷疑是否以前的胃潰瘍沒有治好，而對醫師產生不信任感。

——有這種事情嗎？

河野　胃潰瘍具有容易反覆出現的特徵，必須長期持續藥物療法。更令人感到困擾的是潰瘍的周圍或是距離稍遠處容易形成「癌」。因此，治療胃潰瘍二年而附近出現癌時，很多的家人就會認為「也許最初的潰瘍根本就是癌」而對醫師不信任。

——的確如此……。

河野　大家必須了解，胃潰瘍就是胃潰瘍，胃潰瘍不會變成癌。但是發現胃癌時往往先前已罹患了潰瘍，或是有曾經罹患潰瘍的痕跡存在。容易罹患胃潰瘍的人也具有容易罹患胃癌的體質，因此不要認為「只不過是胃潰瘍嘛」一定要慎重地治療才行。

——治癒後多久的期間內必須慎重其事呢？

河野 依潰瘍的程度不同而異。大致而言，在第一年與第二年容易再發或發現其他的疾病，因此這個時期的檢查是不可或缺的。換言之，如果罹患過胃潰瘍的人，或是反覆罹患胃潰瘍的人，具有容易罹患癌的體質，因此不可怠忽檢查。

——胃潰瘍為什麽這麽難治療呢？

河野 據說消化器官的疾病與嗜好品或生活壓力有關。最近則認為與「皮洛里菌」的發生有密切關係。

——？、？、？……。

河野 皮洛里菌是澳洲學者在十幾年前發現的細菌名稱，感染源不明。皮洛里菌棲息在人類的胃壁粘液與粘膜之間，合成氨，會使得保護胃壁的粘液剝落，而胃酸侵襲胃粘膜容易形成潰瘍。而且，這個皮洛里菌會使潰瘍難以痊癒。

——我怎麽覺得好像想吃胃胃……。

河野 更年期的爸爸們容易罹患胃潰瘍或胃癌，因此也可說是皮洛里菌喜愛的年齡層。

建議喝餐前酒真正的「目的」

——每當我工作不順，感受到壓力時，馬上就會罹患「胃炎」，胃炎時，胃處於何種狀態呢？

河野　胃病中最多的就是胃炎。有的醫生會說「是胃炎不用擔心」或說「既然胃炎就要吃點藥喔」，因醫師的不同，對於胃炎的處理方式也不同，當然大家會感到迷惑。

——經由健康診斷發現的胃炎很多吧！

河野　的確如此。

——你這位醫學博士在電視、報紙演講，兩方面都非常忙碌，但既然你是一位醫生，我想請您說明胃炎的情形……。

河野　胃炎有急性慢性之分。像柏木先生所罹患的，可能是慢性胃炎吧。不過我還是從急性胃炎開始說明。急性胃炎是胃內壁「形成如擦傷般的糜爛狀態」、「胃中過熱的狀態」。這是胃粘膜因為某種原因而突然糜爛的狀態，就是急性胃炎。

——損害粘膜的代表原因是什麼？

河野 事實上藥物就是誘因。

——你是說藥物？

河野 以前搭車的時候經常整個車上都瀰漫著維他命B_1的氣味。也就是說，服用口服液和藥物的人很多。在國內這種情形經常見到。

——我也擁有很多常備藥呢……。

河野 是呀！必要時就會服用。但是為了治療而使用的藥物會刺激胃，而成為使胃糜爛的元兇。其次的代表誘因是精神疲勞長久持續時。像更年期的精神疲勞持續就是引發急性胃炎的關鍵。

——有沒有必須警惕的症狀呢？

河野 急性胃炎較常見的症狀是胃痛、口渴、胃灼熱、胃重壓感、噁心、嘔吐、吐血、下痢等。

——治療法如何？

河野 引發的關鍵是藥物，只要停止藥物的使用就可以了。若是精神壓力引起，只要去除壓力就可以保護胃了。總之，要去除對胃造成不良影響，使用胃粘膜疲憊的「事物」。如果經過情況良好，三、四天內就能痊癒。

——那麼慢性胃炎呢？

河野　如果急性胃炎無法改善而反覆出現胃炎時，就會引起慢性胃炎。胃粘膜變薄，其下方的血管清晰可見的狀態就是慢性胃炎，而且也是粘膜萎縮的狀態。到更年期為止，我們經常酷使胃袋，而慢性胃炎可說是更年期的一種肉體變化。胃的內腔由最內側壁開始，分為粘膜層、粘膜下層、肌肉層、腹膜。而在最內壁的粘膜有分泌胃液的「胃底腺」組織存在。

——胃底腺？

河野　這個胃底腺的縱穴狀有洞，而在洞的淺處會分泌「胃蛋白酶」，而洞的深處會分泌「鹽酸」。一旦罹患慢性胃炎後，胃液的分泌減弱，胃液的酸性減低。因此，醫師會積極建議患者喝餐前酒。

——原來如此……。

還要持續服用常備藥嗎？

河野　壓力或酒使得更年期的爸爸們或多或少罹患慢性胃炎，胃液分泌減少了，胃酸的酸度降低，因此消化吸收力也會減退。

——先前提及醫師建議喝餐前酒。

河野 是的。

——飯前喝一杯酒的確不錯，但是罹患慢性胃炎會變得焦躁耶！

河野 胃痛、胃的重壓感及胃的不消化感令人覺得不舒服。尤其胃的周圍不清爽的自覺症狀很多。

——食慾也會減退……。

河野 所以什麼都不想吃。

——沒有食慾時要過著何種飲食生活呢？

河野 一般而言，沒有食慾時，根據經驗有很多不同的方法，不過實際上個人的心情會影響食慾。例如，慢性胃炎的人大多會覺得自己胃弱，因此會選擇容易消化的食物。但是過度保護胃，反而會使胃粘膜受損，使食慾更為減退。沒有食慾時，有的人根本到了用餐時間也不吃東西，這樣反而對胃不好。

——不想吃是一種疾病嗎？

河野 光是不想吃不能算是疾病。不想吃東西受到情緒的影響相當大。因此，即沒有食慾，用餐時間到了後坐在餐桌前也是很重要的。即使將它當藥也要吃一、二口。不吃東西時體脂肪會分解，反而會抑制食慾。如果是因為忙碌而造成的食慾減退，則必須進行淋浴或泡四十度以下的溫水澡，去除交感神經的緊張，結果身心放鬆，就能產生食慾。例如，餐前酒也是可以利用的方法，香檳或葡萄酒能促進胃液的分泌，使用香辛料或有酸味的食品，就能吃得比較多。此外，在冷氣房裡或有除濕和音樂的環境中坐在餐桌前也很重要。這些都能產生出乎意料的效果喔！

——我只是不斷地喝酒……。

河野 更年期的爸爸們有時非常節省，但是有時可稍微花費一點金錢，偶爾在飯店的大廳中喝咖啡，或是在餐廳用餐，能夠恢復食慾。胃炎的藥物治療，如果胃粘膜糜爛或發炎時，就必須要使用抑制攻擊因子的藥物，及增加防禦因子的藥物一併服用。如果能巧妙組合運用藥物，則胃炎的復原情形也非常好。

——胃弱或無力體質者的胃炎也是同樣的情形嗎？經常聽人說「不管它就好了」。

河野 具有各種不同的想法。我認為如果是胃下垂症或胃粘膜萎縮強烈時，必須使用使胃機能活潑的藥物或消化酵素劑、防禦因子增強藥等。飲食方面並沒有特別的限制。一定要養成規律正常的飲食習慣。光靠這些方法能夠消除自覺症狀的例子很多。

這麼做的話，柏木先生難道還需要服用很多的常備藥嗎？

——該怎麼說才好呢……。

A型人容易陷入壓力病的根據

——先前談及胃潰瘍容易再發。

河野　是的。遵守用餐的間隔、擁有充足的睡眠、使自律神經穩定，就能防止胃潰瘍的再發或增惡。

——對於胃炎而言也是同樣的情形嗎？

河野　是的。睡眠不足會使自律神經平衡紊亂，特別需要注意。迎向更年期的爸爸們因為年齡或環境因子而容易睡眠不足。五十幾歲的人特別需要注意睡眠不足的問題。因爲睡眠不足這種「壓力」會誘發、再發各種疾病。

——你是說睡眠不足嗎？

河野　像一些A型的人就是「充滿幹勁的活動家」，太過於擁有自信。這些人到了更年期後沒有察覺到來自腦的「危險信號」，還是熱衷於工作中，因此容易掉入「壓力病」的陷阱中。

——更年期的壓力病？

河野 胸部苦悶、手腳痲痺、發冷發汗、身體痙攣，甚至有很多人是用救護車送來的。也許某天的某個時候身體突然發生變調為其特徵。

——沒有任何前兆嗎？

河野 事實上從工作中解放出來的時候較容易發生。當然，非常忙碌時也可能會發生。但是從工作中解放出來時容易出現自律神經發作或壓力病。

——例如，星期天嗎？

河野 是的，是期天比較多。A型的更年期男性從工作中解放出來，稍微休息的時候容易罹患壓力病。A型的人對於工作非常熱心，但是心中缺乏悠閒的心情，絕不浪費時間。但是我認為這些沒有無聊的時間的人更需要注意。

——人生需要浪費嗎？

河野 是呀！浪費非常重要。要重視房間的空間。雖然國家的政策建議要縮短工作的時間，但是工作忙碌的國人恐怕無法輕易做到這一點。雖然了解它的重要性，但是很難縮短工作時間。

——如果沒有浪費的時間，就會誘發猝死嗎？

河野 雖然不到這個地步，但是卻可能徘徊在生死邊緣。像柏木先生你這種太過於合理化的人，幾乎每天都不浪費時間，可是即使會被上司責罵，或被同事指稱偷懶，有時候浪費時間很重要。

——那麼，為什麼要浪費時間呢？

河野　因為缺乏心靈的悠閒呀！這種「心靈的餘裕」能使心重新擁有彈性，較容易適應壓力因子。如果沒有「心靈的餘裕」，容易受到壓力，就會引起體調紊亂。忽略心靈餘裕的人大多是認真、想法執著的人。

——我知道了。在公司裡有很多這種人。

河野　這些人到了更年期後在工作場所中，對於人際關係的壓力、不滿以及對將來的不安等，由於複雜的因素就容易陷入憂鬱病狀態中。

——原來如此。

第九章
迎向人生的「午後」與「日落」

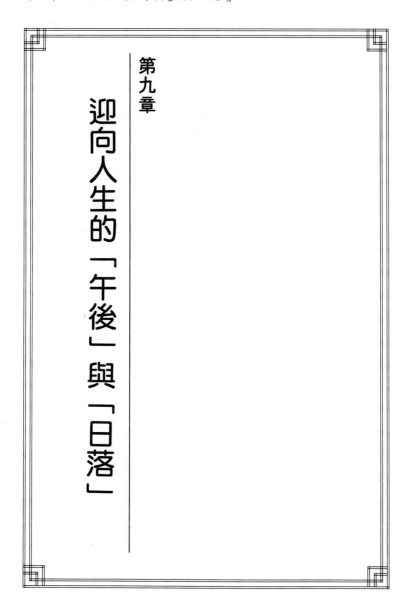

配合年齡的衰老才是最大的「幸福」

河野　過了五十歲進入更年期後，爸爸們大多會感覺到是「人生的午後」了。不論是工作、妻子、朋友或退休後的自己……。有的人會產生一種強烈的悲哀心情，甚至覺得今後的人生是一片灰色。

——這是大家都必須經過的道路，到了這時候該怎麼辦才好呢？

河野　大部分的人過了五十歲後，認為人生會風平浪靜。但是，有這種想法時，突然可能遇到工作場所的職務調換或調職，因而產生強烈的心靈衝擊，引起不安定的情緒或情緒障礙。

——情緒障礙？

河野　尤其是不具有融通性、認真的人更是如此。對於事物的想法沒有轉寰的餘地。這些人大多是神經質的人，自律神經的平衡容易紊亂，容易陷入自律神經失調症中。

——……你是在說我嗎？

河野　一些根本聽過就算了的事情，他沒有辦法聽過就算了，非常地執著。經常要求自我，換言之，這一型的人責任感極強，討厭曖昧的想法或曖昧的工作方式。因此，如果有曖昧的人存在的工作場所，這種人就會更承受工作壓力。但是別人也許會認為「何必這麼嚴肅嘛！」所以這種神經質的人並不是受人喜歡的人。

——還是在說我嘛……。

河野　是嗎？這樣的人自律神經平衡容易紊亂、頭重、胸苦悶、睡不著等不定愁訴都會出現。

——是呀，正如博士所說的。

河野　因此，被診斷為自律神經失調症的人，心中大多會發出悲鳴。

——你是說心情鬱悶、心悸等心靈的悲鳴嗎？

河野　這麼想也沒錯。

——從上司或同事的眼中看來「那傢伙可能累了」，這樣的訊息會不會出現呢？

河野　當然，因上司或妻子們的感受性不同而異。不過，如果連自己身邊的事情都處理不好時，就必須要注意了。每天打同一條領帶上班，可是根本懶得處理自己衣著的人。當同事或上司問道「是不是有什麼事啊？」「是不是很累啊？」時，就必須要注意了。

——自身的變化如何？

河野　早上上班前懶得照鏡子。在公司裡也懶得和同事們談話，喜歡一個人獨處。對於別人的悄悄話會感到非常在意，可能會豎耳傾聽，有時也會生氣。此外，睡不著、半夜容易清醒，覺得「胸突然苦悶」等自覺症狀都出現了。另外，還感覺到「人生的午後」，甚至覺得「日落」即將來臨，使煩惱更為加深，而陷入更年期的萎靡狀態中。

——博士，這種「人生的午後」或「日落」的感覺是不是太誇張了呢？

河野　到了更年期後，一旦自己的周遭產生變化時，就容易陷入一種難以言喻的悲哀情緒中，人如果能夠配合年紀衰老是最幸福的，但是很難辦到這一點。

——為什麼呢？

沒有「玩心」的人與「不圓滑」的人必須注意

——迎向更年期的爸爸們不只在工作場所內，在工作場所外也可能會承受壓力，應該如何應付呢？

河野　壓力如果造成心靈的「偏差」時，則身心一定會送出信號。因此，不要忽略這些信號，同時要積極地處理才行。

——具體而言該怎麼辦？

河野　首先，要了解自己是否為容易承受壓力型。

——你說的型是……。

河野　首先是在日常生活中沒有「玩心」。不會坦白說出自己的煩惱的人、缺乏感情的表現或是不喜歡開玩笑，或是即使開玩笑，別人也笑不出來，或是討厭開玩笑，「不圓滑」的人，都是必須注意的一型。

——一言以蔽之，老實木訥較容易承受壓力嗎？

河野　是的。老實木訥也許是受人稱讚的個性，但是卻很難抵擋壓力因子。

——九五年六月發生劫機事件，嫌犯是一位學究，認識他的人異口同聲地說他是因為孩子的煩惱而引發了劫機事件，對於這個事件，身為企業產業醫師的博士你有什麼想法呢？

河野　我認為這是工作場所的心理問題處理不好。尤其是容易陷入人性疏離的大型企業，對於「心理管理」做得還不夠好。身為管理監督者有時也會產生孤立感，這時對於職務的轉換或升遷、退職等身邊的變化，很容易產生敏感的動搖。另外，異性關係的煩惱也會引發其「憂鬱」的思考或陷入自暴自棄的狀態中。

因為管理監督者的年紀正如我所說的，自認為已處於穩定狀態的年紀。因此，此時在自己不知道的部分卻出現了會影響自己人生的大決定。結果就會產生「自己沒有得到支持」或「自己未受肯定」等等的不滿，因而陷入悲觀或低迷的狀態中。結果竟做出令人難以置信的事情，衆人都會驚訝地說「他怎麼會這個做呢」、「這麼好的人」。

——會不會引起自殺呢？

河野　一位部屬自殺時，部長就會說：「為什麼要自殺呢？有什麼事情不能和我說嗎？難道不願意讓我知道嗎？」不斷責備自己。可是會自殺的人多半不會將自己心理的問題對親朋好友說。

——不會找人商量嗎？

河野　這些人根本沒有辦法找人商量。

——如果能找人商量的話？

河野　如果能找人商量「心理的疲憊」，身為聽衆者一定要好好地坐下來聽他的煩惱，而且絕對不要打斷他的敍述。他一旦被中斷時，瞬間就會封閉在自己的殼中。因此，對於對方心理的疲憊，一定要成為一位「高明的聽衆」，整理對方的煩惱。

——整理對方的煩惱……。

河野　總之，對方要敞開心扉是很困難的，結果可能會留下無窮的悔恨。因此，為了建立自己心中的彈性，必須要時時轉換心情。旅行、運動，或是成為「家庭主夫」在廚房做事……。我想管理監督者的工作範圍也包括以上建議的事項在內。工作者現在最需要的就是「去除壓力」。

黃昏時還暈車

河野　到了五十歲後容易「暈車」的爸爸們很多。

——你是說以往沒有暈車過的人嗎？

河野　是的。以往自己沒有暈車過，覺得很得意，但是現在卻很討厭暈車。

——為什麽呢？

河野　引起暈車的原因有很多。可分為來自體外的原因及來自內側的原因。例如，外界的因子就是隔著車窗凝視窗外的景色造成的，或是車子的速度增加，動搖傳達到身體而刺激內耳的平衡器官（三半規管、耳石器），而使自律神經失調，結果就會引起暈車。

車子的振動、加速、減速等變化而產生的不快感反覆出現，這種不快感對內耳的耳石器發揮作用而引起暈車。

——來自內側的原因是什麽呢？

河野　幾乎都是睡眠不足。經常有人認為「只要在車上睡個覺就好了」，因此熬夜後再坐車，可是這些人一開始就具有暈車的危險性。此外，喝得太多胃腸不舒服時，有點暈車的現象也沒什麼奇怪。雖然職員們不太喜歡，但是企業經常會舉辦乘坐巴士的旅行等。一些搭乘巴士會暈車的職員，可能會認為這些「小的親切會變成大負擔」。

——到了更年期後荷爾蒙的分泌改變，交際應酬增多，容易弄壞腸胃。

河野　長年使用的胃腸即使疲憊也沒什麼奇怪。診斷為「神經性胃炎」而接受治療的企業經理部長帶著妻子參加巴士旅行，當時就暈車了。

——為什麼呢？

河野　這次的旅行是以接近退休的職員為對象，夫妻一起接受公司招待的巴士旅行。坐在車上時，妻子對他說：「今後你該怎麼辦呢？我每天從早到晚看著你，覺得好煩呀！」又想像自己退休後的姿態，覺得胸部苦悶、手腳冰冷、感覺想吐，甚至必須要停下巴士，下車接受醫師的診察，醫師說：「不用擔心，這是暈車，躺一下就好了。」只是讓他靜養。

——只是因為妻子的一句話嗎……。

河野　男性到更年期時會因妻子的一句話而產生意想不到的身心變化。

——……喔——。

河野　這位經理說以後一定不要和他的妻子一起乘車。他說如果自己乘車一定不會暈車。一旦暈車後，周圍的人會用什麼眼光看自己呢？襯衫的鈕子及皮帶全部都鬆開了，以輕鬆難看的姿態躺在那兒，看起來像個老伯伯一樣。

——這位經理的心情我能了解。該如何預防呢？

河野　乘車時不要產生任何不快感或不安感。到了更年期後，平常應坐在公園裡盪盪鞦韆，習慣振動或加速。黃昏時盪鞦韆……不是很浪漫嗎？

爸爸的更年期

第十章

對爸爸的「性生活」的建議

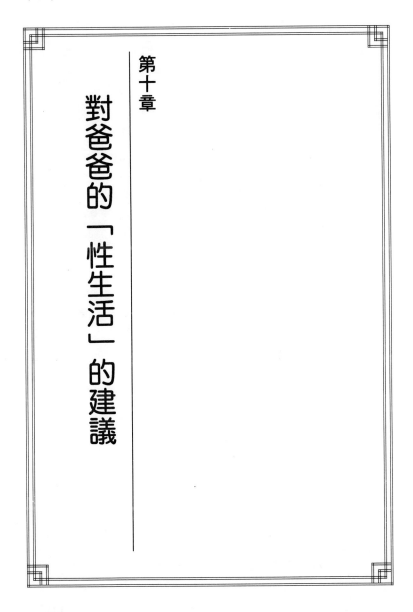

不接受丈夫的妻子……

——「憂鬱狀態」與自殺有關嗎?

河野　我認為有關。但是憂鬱狀態是暫時的,現在的痛苦和能力減退是暫時的,一定能夠痊癒。如果在憂鬱狀態療養中,可能因為朋友或家人不經意的言語行動而心靈受損,走向自殺之路。因此,在這種狀態時絕對不可以做出人生重要的決定。

——例如?

河野　像退休或離婚等就是代表性的例子。憂鬱狀態是暫時的,所以,如果此時焦躁地決定一些事情,事後等到病情痊癒後就會留下「悔恨」。這時,心理的保護是最重要的。所以絕對不可以說,「看起來邋裡邋遢的」,或「你每天在家裡無所事事,我該怎麽對孩子說明呢?」、「孩子會覺得很難為情喔!」這些都是不可以說的話。損害丈夫的心理無法得到任何效果。此外,有客人前來探視也不好,因為客人回去後爸爸的心情會非常低落,因此一定要慎重其事。

——有這種事嗎?

河野　有這種例子。長男是公務員，次男在父親經營的公司工作，看起來很幸福的五十五歲男性突然心情憂鬱。

——是不是經營不善呢？

河野　也許是吧！不過可能是和妻子的性問題。

——……？

河野　這位社長很喜歡在外遊玩，被視為是艷福家。但是因為經濟不景氣不能在外遊玩，因此向妻子尋求性的解放，但是妻子正好因為更年期的症狀痛苦，出現心悸、血氣上衝……症狀。而男性到更年期後會非常任性，強力要求妻子，當然妻子因為體調不好而拒絕。可是丈夫卻非常生氣。丈夫不了解不接受自己的妻子和自己之間到底發生了什麼事情，因此感到煩惱。

——……。

河野　因而使得經營不善，丈夫成了酒鬼，甚至有暴力傾向。他煩惱「自己的人生到底是什麼呢？對妻子而言我到底是什麼呢？」進而形成憂鬱狀態。我想，像這型的丈夫遭受拒絕時應該會受很深的傷。

——他難道沒有注意到妻子的體調不好嗎？

河野　是的。但是頑固的人再加上經營不善的焦躁，以及出乎自己意料之外的妻子之「

否定」，使他的心理受傷了。

——這樣就會形成憂鬱狀態嗎？

河野 沒有顧慮到不能接受丈夫的妻子心中的想法，是這位丈夫的錯。

——男人會因為這些事情而憂鬱嗎？

河野 容易形成憂鬱狀態的人，非常在意他人的批評，需要花較多的時間進行心情的轉換。認為自己是絕對的，具有任性的性格，被妻子拒絕就等於一切都被否定了。

——喔……。

應該要捨棄勃起→射精→快感的想法

——博士似乎曾對國中生進行關於「性教育」的演講。

河野 是的。不只是國中生，也以高中生和企業為對象進行演講。

——學生們都熱心傾聽嗎？

河野 是的。學生們熱心傾聽，讓我知道「性」的知識對學生們的重要性。我也收到了很多感想文。但是不管是哪個學校或企業，共通的一點就是，更年期的五十幾歲的人會熱心地傾聽我的演講。

——為什麼呢？

河野　我記得當時有一位五十八歲的男性問我「最近無法勃起，為什麼呢？」聽了這個問題我不知道該怎麼回答。有人則說「我也覺得妻子沒有辦法再感受到我的性魅力了」。還有更過分的說法是「根本不用管妻子的問題」，若無其事地這麼說。

——現在的夫妻都不過性生活了嗎？

河野　其理由可能是因為對妻子失去興趣了吧。但是，我覺得到了更年期以後應該要改變對於性的意識。

——該怎麼做呢？

河野　首先，要捨棄性等於勃起、射精、快感的想法。到了更年期，性不只是要求射精的快感而已。藉著接觸就能產生安心感和舒適感，看著妻子的側面，想到能和她一起生活真棒，這種感覺就夠了。

——會不會被誤解為性冷感呀？

河野　哪怕只是摸摸臉頰也很好呀！我覺得更年期的性行為應該就是這樣的。

——可是聽說有些高齡者仍然是性慾旺盛的人呢！

河野　男人的性慾的確會產生變化。所以有「性慾量的障礙」或「性慾滿足手段的變化」

存在。

——那麼……，到了更年期後，性感會不會減退或是消失呢？

河野　性感的減退或消失可能是器質性或機能性的毛病。例如，陰莖龜頭的知覺機能異常，或是支配性慾的神經系的疾病出現，或是前列腺的疾病發生時。因此，如果真的感覺性感減退或欠缺時，一定要前往醫療機構接受診察。

——喔……。

河野　不安、擔心、畏縮等機能性的問題導致性感減退或欠缺。因此，更年期的人如果沒有器質性的疾病時，則「畏縮」幾乎就是性慾減退的主要原因。到了七十歲、八十歲不再是尋求射精的快感，而是重視配合年齡的成熟魅力，藉著雙方的接觸而尋求幸福感，所以不要改變對象，而必須改變自己對於性的知識才對。

——如果覺得性交時不快樂，該怎麼辦才好。

河野　覺得性交不快樂，可能是性感減退，再加上遲洩或無法射精所造成的。但是有的人即使射經也會覺得「還是不快樂」。不過，關於這一點並沒有客觀的測定器，因此無法了解。

——是嗎……。

什麼是「狗的中風」？

河野　柏木先生問我性的話題，不過一般認為醫生對於「性」不表關心是「品格高尚的醫師」，所以醫師大都裝作不對性關心的樣子。

——博士你也毫不關心嗎？

河野　就算內心對性表示關心，可是眼中閃耀光輝談論性的人應該不多吧！

——但是我還是想問一些事情。

河野　什麼事啊？

——如果對對方無法感受到性的魅力，是否就不會勃起呢？

河野　例如哪些情況呢？

——例如在外風流，或是做出不道德的行為呀！

河野　有的人認為換個對象，也許就會有不同的感覺。結果還是會覺得厭煩。由於性情報氾濫，一味追逐青春的幻想。但是更年期的男性追逐青春的幻想，只會使自己陷入泥沼之中無法自拔。所以，絕對不要執著於無法再回來的性青春。

——無法自拔嗎……。

河野 像柏木先生也具有中年的魅力。即使年華老去，也有優良的人性，相信今後的生活會更為豐富才對。我不是說一些冠冕堂皇的話，不過如果對自己的妻子感到厭倦的丈夫，必須了解到妻子對你可能也感到厭倦了。也許從女性的眼中看來就好像「狗的中風」一樣。

——什麽是狗的中風呀？

河野 是指一種型態。一位與外國女性結婚的日本婦科醫師每到晚上就非常害怕，理由是每天的性行為一定要由背部開始的整套前戲開始，否則妻子會覺得不高興。不高興之外，妻子還會對他說：「你是不是對我感到厭倦了、不愛我了。」因為他認為婦科醫師應該什麽都知道，應該一切都會圓滿順利。

——真的是覺得厭倦了嗎？

河野 性的遊戲並沒有一定的限制。每天都可能產生不同的變化。迎向更年期不要執著於插入的問題。我認為只要藉著性的接觸而能提高性的感受就夠了。

——什麽是性的接觸呢？

河野 愛撫性器或身體的接觸等性的接觸。某天可輕柔地進行，某天也許可以激烈的進行。總之，身心融合在一起尋求舒適的疲勞感最重要。這樣才能加深二人的關係，更能產生自信。不要變換對象，而是要改變自己的工夫不夠的部分。

——……。

河野　中年後不要光是想到慾求的發洩，必須要擁有放鬆的愛情表現才行。接觸的幸福及舒適能使更年期的性範圍更為擴大。

第十一章

足、眼鏡與醉酒的「講座」

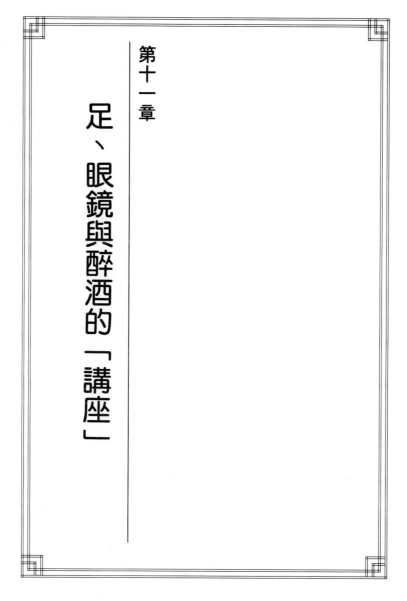

第二心臟是由「鞋子」的好壞而決定的

河野　如果連坐墊的高度都會讓你跌倒時，表示身體已迎向「動脈硬化的時代」了。連性格也會改變。

——變得頑固嗎？

河野　到了這個年齡的人，休假日會立刻穿上運動鞋，但是我認為還是要思考一下。如果穿著舒適的鞋子則沒有問題。穿運動鞋時一定要慎重選擇而購買。因為有時候很難買到讓你覺得「舒服」的鞋子。即使是上班族，腳趾在鞋子裡發出悲鳴，或是穿著太過寬鬆的鞋子，腳趾自由奔放地活動，好像拖著鞋子走路。總之，很多人都對鞋子不關心，結果引起外反拇趾、雞眼或足的障礙，因為鞋子不合腳而引起全身障礙。所以，更年期的爸爸們必須多注意鞋子的問題。

——會產生那些影響呢？

河野　會使上了年紀容易引起的症狀更為增強。像頭痛、肩膀痠痛、腰痛、食慾不振、集中力減退、缺乏耐性等自覺症會持續出現。在這個時候，醫生都會要求看看這個人的腳。

——看腳？

河野　是。人的一生中走路的距離平均為十九萬公里。有「第二心臟」之稱的足，其負擔超出我們的想像之外。研究者指出，人一天平均走七千五百步（五、六公里）。計算加諸在足上的重量為七百噸，所以足必須承受每天七千五百步的走路時的震撼。一生中有二千萬噸的負擔加諸足上。所以，當然要選擇適合足的鞋子，慎重地保護足才行。

——我選鞋子的時間很短耶！

河野　鞋子的選擇方式，是感覺足底好像吸在鞋子裡似地，不會產生任何不舒適的感覺。覺得自己好像沒有穿著鞋子時的感覺，才是最適合自己的鞋子。

——如果只有一點點時間選擇時，該如何做呢？

河野　最近有一些專門為顧客選鞋子的專家。不過如果由自己選擇時，可以穿著鞋子做出各種動作和姿勢。例如，利用兩足的外側站立，或是相反地用內側站立，或將足大大地交叉，蹲下來試試足在鞋子裡會不會滑動。一一仔細檢查就知道對自己而言是不是好鞋子。

——要這麼做嗎？

河野　不要忘記運動鞋對更年期的人有適合、不適合的影響。一九九一年世界陸上選手大賽中締造世界紀錄的卡爾•路易斯在優勝說明會上若無其事地說：「我的鞋子很好。」這點說明了鞋子的重要性。不要忘了穿著不合腳的鞋子對於健康會造成不良影響。

——尤其對於更年期的爸爸而言更是如此嗎?

河野 沒錯。

使爸爸煩惱的「三種型態」

——使爸爸煩惱的第一原因就是香港腳。香港腳非常頑固呢!

河野 香港腳的確頑固。以下說明什麼是香港腳。

——我贊成。

河野 「香港腳」的真相是「白癬菌」。白癬菌最喜歡高溫多濕,不只是足或陰股部,它最喜歡有汗積存的身體部位。身體的任何一處都可能有白癬菌,而不同的部位有不同的名稱。例如,出現在頭部的白癬菌稱為「頭皮癬」;出現在體部時稱為「花斑癬」。此外還有「手癬」、「指甲癬」。你曾聽說過嗎?

——有些聽過。

河野 香港腳有三種型態。我想,了解這些型態比較好,因為更年期的爸爸們一定會具有其中的一項。香港腳分為「趾間型」、「角化型」、「水泡型」三種。其中以趾間型最多，也就是趾縫間出現白色脫皮的皮膚。癢得令人受不了，一旦脫皮糜爛，滲出液會使整個部位潮溼。潮溼後有葡萄球菌等細菌附著時，就會引起混合感染，而變成紅腫。足背也會腫脹，大腿根部的淋巴節也會腫脹疼痛。

角化型則是足底，尤其是腳跟附近角質表面增厚而脫皮的現象。

——那也是香港腳嗎？

河野　是的。通常不會發癢，而且一整年都不會產生變化，所以看起來似乎不像香港腳。水泡型主要是五月到六月的梅雨季容易流汗的季節較常見。腳底心和足的側緣會出現很多發紅的小水泡。出現的水泡一週內就會乾掉，皮會脫落，而其他部位又會形成新的水泡，不斷地擴張。

——這麼說來香港腳真是非常頑固呀！

河野　這型的香港腳非常癢，患者甚至會隔著襪子拼命地搔癢。甚至癢到不論在任何地方都想要脫下襪子來搔癢。更糟的是在水泡最高處的疱膜的角質層有很多白癬菌。而乾燥脫落的「皮」會因為附著在他人的身上而引起感染。

——更年期的爸爸們，的確是非常危險的。

河野　白癬菌會和灰塵、汗、皮脂一起形成「污垢」而脫落，因此很難處理。為自己及他人著想，如果罹患香港腳時，每天一定要好好地清洗，充分清洗乾淨，努力防止傳染他人。

——有預防法嗎？

河野　預防法是不特定多數人穿過的鞋子不要穿。不要將腳放在公共浴室或三溫暖的墊子上。外用藥則是乾燥性的香港腳使用液劑性的藥物，而潮溼型香港腳則要塗抹軟膏。

——我覺得腳有點癢了耶！

多餘的散財能保護你的眼睛嗎？

——早點使用「老花眼鏡」較好，或是……。

河野　意識到老花眼時，通常有二種想法。一種是伸長手臂，把東西放在遠處，自己花點工夫就沒問題了。

——為什麼這樣就沒問題了呢？

河野　這是表示「晶狀體」還有一些彈性。因為中年人不願意承認自己的眼睛已經開始老花了，所以戴老花眼鏡的選擇較遲。但是眼科醫師卻建議要趕緊改善。如果放任視力的不自由而不管時，處理來自眼睛情報的腦會疲憊。

——原來如此。

河野　因此愈是將眼睛瞇起來或張大等自我調節的話，會增加腦的負擔而感覺疲勞。結果就會出現「眼睛疲勞」、「眼睛模糊」、「肩膀痠痛」、「頭痛」等徵兆。儘管如此，還是不承認自己的眼睛有毛病。

——不承認是不是等於不承認老花眼呢？

河野　是的。也許應該叫做「老化的眼睛」吧！例如，服用血壓藥後就必須一生服用的不安一樣，認為太早戴老花眼鏡可能會使老花眼更為惡化，同時也不願意承認自己的眼睛已經老化了。

——老花眼不會惡化嗎？

河野　某位醫生的回答是「請使用老花眼鏡看看。能輕鬆地閱讀而非常感動」。也就是說，不必伸長手臂進行調節，就能清楚地看到物體而覺得非常感動。因此覺得以往不斷忍耐實在是非常愚蠢的事情。有的人卻認為拿掉老花眼鏡後，東西比以前更看不清楚了。但是，使用老花眼鏡後，晶狀體的彈力不會喪失。所以，使用老花眼鏡後再拿掉時覺得比以前看不清楚時，只不過是表面上的問題而已。

——戴不戴老花眼鏡，老花眼的進行都是相同的嗎？

河野　是。柏木先生一旦戴上老花眼鏡，東西看得清楚以後可能就不願再放手了。到了更年期，外出時或有客人來訪時，不能忘記的小東西就是老花眼鏡。這也可以說是老花眼鏡的缺點。但是，不必深入探討要不要早點戴老花眼鏡的問題，總之，要重視從眼睛傳來的情報，加以處理，不失「青春」的活力。

——事實上，我覺得老花眼鏡很痲煩。

河野　一般而言，四十歲時晶狀體的彈力開始減退，可用度數最弱的老花眼鏡。到了五十歲以後，眼睛的調節力減退，因此要使用為四十幾歲時二倍度數的透鏡，到了六十幾歲時，要使用四倍度數的透鏡。所以人的一生中至少要換三次老花眼鏡。

——換三次呀！

河野　眼科醫師也做這樣的建議。當然，如果使用之後還是看不清楚，就要趕緊更換。總之，進入更年期後，在配戴老花眼鏡上必須要增加多餘的「散財」！

——「散財」呀！哈哈哈……。

因為氣憤而酒醉，所以……

——有人說「中年宿醉要喝解宿醉酒」，真的有效嗎？

河野　我認為「解宿醉酒」不好。

——為什麼？

河野　很簡單。因為會持續酒醉的狀態。好不容易肝臟的解毒作業正在進行中，將血液中的酒精分解為水的時候，又補充酒精，身體會成為浸泡在酒精中的狀態。我認為這種「解宿醉酒」會形成酒精依賴症。

——真的嗎？

河野　但是，關於宿醉，也有一些不同的見解。有些電視節目中的觀衆提出問題，都是詢問解宿醉酒是否會形成酒精依賴症。關於「宿醉」，有很多意見，即使在結束節目後，參加者仍有很多意見。柏木先生覺得如何？

——酒喝得過多而頭痛時，喝一些啤酒就能痊癒了。

河野　你是贊成派囉！

——但是，到底他們的激烈辯論內容是什麼呢？

河野　因為宿醉而胃不舒服的時候，有的人認為納豆配飯吃比較好。某位學者認為「夫妻的性生活」是戰勝宿醉的方法。甚至還有人提出如何預防宿醉的預防論。

——博士，我想不喝酒才是最好的預防法吧！

河野　並沒有人出現像你所說的答案。沒想到大家為了宿醉的問題，竟然能展開一場激辯，我根本沒有插嘴的餘地。不過，我想還是有人會一邊擔心而一邊喝酒呢！

——我經常喝混酒，聽說混酒會造成惡醉？

河野 的確。很多飲酒家說：「你喝混酒就會出現惡醉的現象」。不過我不認為喝混酒就會造成惡醉。

——這麼說是不會囉！

河野 我認為不會。否則喝「雞尾酒」這一類混酒的人，不全都會惡醉了嗎?!惡醉或宿醉是以酒精度為關鍵。因為氣憤而醉，因為輸給氣憤而飲酒過度。總之，我認為飲酒一定要適可而止。

——我再確認一次，可以喝混酒嗎？

河野 宿醉的問題在於酒精。如果喝了葡萄酒後喝威士忌，喝過威士忌後又喝日本酒；或是一開始喝日本酒，然後再喝啤酒，才是造成酒醉的原因。

——宿醉後喝「茶」或「冰水」，你覺得哪一種比較好？

河野 我認為喝茶比較好。茶中所含的丹寧酸能延遲酒精的吸收，冰水能使胃粘膜冷卻也很重要。此外，夫妻的性生活或泡澡，或提高新陳代謝等，都能使酒精排泄到體外，這些都是很好的方法。

——總之，要以好心情喝酒。

第十二章

病毒與肝臟的「可怕關係」

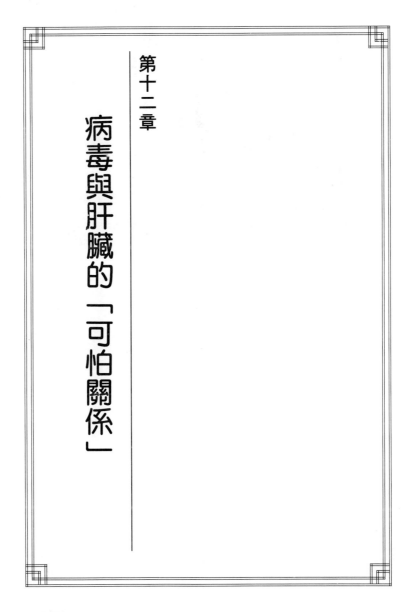

A、B、C、D、E五種……

河野　在更年期備受矚目的疾病就是「肝癌」。因為肝癌，不知有多少人失去了重要的父親。

——肝癌？聽起來很不舒服，原因是什麼？

河野　據說感染肝炎病毒的人較容易罹患肝癌。例如，感染肝炎病毒而形成急性肝炎、慢性肝炎、肝硬化，有了以上的經過，就會造成肝癌。

——感染肝炎病毒而罹患肝癌的機率如何呢？

河野　據說為八〇%～九〇%。因此，病毒性肝炎與肝癌的發症有關。

——罹患肝炎後，到底該怎麼做才不會形成肝硬化或肝癌呢？

河野　首先，要定期進行觀察檢查，過著體貼肝臟的生活。同時也要了解「肝炎病毒」。例如，肝炎病毒分為A、B、C、D、E等五型。

——有這幾種嗎？

河野　是的。D型以亞馬遜河流域、E型以印度、尼泊爾、緬甸等東南亞地方為感染源，有區域的限制。據說在國內不常見。但是隨著國際交流的密切，感染的可能性也提高了。

——國內較多的是A型、B型、C型嗎？

河野　是的。這三種可說是肝炎病毒的代表。其中A型肝炎是經由被污染的食物和飲水造成經口感染。

——潛伏期呢？

河野　二週到四週，然後發病為「急性肝炎」。症狀是先有感冒症狀，然後就出現黃疸。

——聽說很難治好……。

河野　不。與B型、C型相比時，症狀很激烈，也許大家會感到很驚訝。不過一般而言，一個月到二個月內就能治癒。最重要的是一旦感染A型肝炎後就會產生抗體，所以不會再發，也不會慢性化，同時也不會轉移為肝硬化或肝癌。發症時看起來好像是重症疾病，但是會變成劇症肝炎的例子很少，是不必擔心的肝炎。

——B型比較有名吧！

河野　B型是經由血液感染。在接近更年期感染的話，就會成為「急性肝炎」，但是不會成為重病，體力極端減退，除了少數人以外，也不會進展為慢性肝炎。

——但是也有慢性肝炎的例子存在嗎？

河野 是的。成為慢性肝炎通常都是母子感染的例子。母子感染是B型肝炎的帶原者母親在生產時將病毒感染給孩子而造成的。因此，經由母子感染成為帶原者的人會引起急性肝炎，其結果會造成慢性肝炎，其中有幾成的人會罹患肝硬化或肝癌。

——C型呢？

河野 五〇%的感染源不明。與B型同樣的，C型肝炎病毒也是經由血液感染。占整體的三〇%到四〇%，興奮劑或現在流行的刺青所造成的感染約一〇%。最重要的是，感染C型肝炎後較容易成為肝癌。

關鍵在於「酵素」！

河野 占死亡順位第三位的肝癌，其根源為病毒性肝炎。病毒性肝炎以急性肝炎、慢性肝炎、肝硬化的經過，最後成為肝癌。世上的爸爸們一定要多了解其可怕性可進展的過程。從感染病毒到成為肝硬化為止，一定要遏止它的進展。

——該怎麼做呢？

河野 關鍵在於杜絕原因的感染經路。

——C型肝炎病毒的感染經路是什麼呢？

河野　五〇％的感染源不明，因此這才是撲滅C型肝炎的重點。

——還有呢？

河野　輸血為四〇％，刺青、興奮劑約一〇％。不過從一九九〇年開始，由日本紅十字會所收集的輸血用的血液，全部都必須要嚴格檢查是否受到C型肝炎的污染，因此輸血所引起的C型肝炎病毒幾乎已經成為零。如此一來，關鍵掌握在剩下的六〇％。

——感染後成為急性肝炎到成為肝癌為止的期間，有沒有方法可以了解自己處於何種階段呢？

河野　自己處於何種階段，以及了解罹患肝癌的機率為多少的「指標」，在於血液中的「血小板」數。如果肝功能正常，血小板會在基準值內，如果為輕症慢性持續性肝炎，或中症慢性活動性肝炎、重症慢性肝炎、肝硬化等，隨著經過的進展，血小板會減少。所以，藉著血小板的數目了解病態，利用這個檢查成績才能決定治療方針。

——可以使用干擾素嗎？

河野　「干擾素療法」的確有效。有一陣子提及C型肝炎就談到干擾素，認為干擾素具有抑制病毒增殖作用的抗病毒藥。能延遲肝炎的進展，而且提高治癒力。

——GOT、GPT值也有幫助嗎？

河野　沒有幫助。到更年期為止，要了解自己肝功能的衰退情形，GOT、GPT的檢查很重要。GOT、GPT是轉氨酶，是當肝細胞壞死時出現在血液中的酵素。

——酵素？

河野　GOT、GPT值如果比基準值更高時，表示肝細胞壞死。簡單地說，表示肝障礙已經發生了。因此，必須努力地使其再生及修復。但是，因為不知道是A、B、C型任何一型的病毒感染所造成的，因此如果GOT、GPT比基準值更高時，一定要找出病毒的種類和原因。必須詳細請教主治醫生，到底是感染了哪一型肝炎。這樣才能面對病毒性肝炎挑戰。具有專業知識的醫師們，一定能充分說明治療指針。

「干擾素」……

——探討C型肝炎治療法時曾提及干擾素療法。

河野　它也是C型肝炎的代名詞。C型肝炎的治療法大致有二種。就是「Glycyrrhizin製劑」與「干擾素療法」二種。Glycyrrhizin 製劑以甘草為主要成分，對於肝病有效。以前就加以使用。其代表性物質就是利用強力明發健C注射液的療法。這個注射液是在 Glycyrrhizin 中加入一種氨基酸半胱氨酸與甘氨酸，使用後能增強肝細胞膜，防止肝細胞被病毒破壞或轉移為肝硬化的治療法。但是這個 Glycyrrhizin 製劑不具有殺死病毒的作用。

——你是說？

河野　只是防止由慢性肝炎轉移為肝硬化而已。因此，如果停止治療，當然病毒的增殖又會開始出現，具有這種缺點。

——那麼干擾素呢？

河野　我再三談及干擾素能直接作用於病毒，抑制病毒的增殖。最近則認為不只是抑制，也具有排除病毒的作用。所以，一般較重視干擾素療法。根據報告顯示，治療後整體四〇%左右的病毒會被排除，約五〇%的GPT恢復為正常值。

——干擾素療法不住院也能進行嗎？

河野　干擾素的投與法基本上要住院進行。大約二週到四週內每天注射，然後一週三次，持續十六週，是一般的方法。投與方法目前還在研究中，有各種不同的投與法。

——對癌有效嗎？

河野　使用干擾素具有「適應」的「條件」。例如，還沒有進行為肝硬化，或C型肝炎病毒（HCV抗體）為陽性等，都是可以使用的條件。因此，如果轉移為肝硬化或肝癌時，就沒有辦法採用干擾素療法了。而且過了六十五歲的人，有的意見認為不必要採用這種方法。會作用於腦或神經，或是出現全身的副作用，所以適應或管理效果的判定很困難。

——副作用的問題是什麼？

河野　首先，會出現與流行性感冒完全相同的症狀，發高燒、肌肉痛、倦怠感、食慾不振、噁心、頭痛、精神不穩定等等為其代表。二％的人會出現失眠症或抑鬱狀態，而導致「抑鬱病」。

——其他呢？

河野　眼睛痛、呼吸困難、脫毛、甲狀腺機能異常等，干擾素的副作用並不少，一定要慎重處理。

——干擾素到底是什麼呢？

河野　在人類感染病毒時，體內製造出來的一種蛋白質。原本動物的這種干擾素是在體內製造出來的。罹患病毒性肝炎的人，因為這個量缺乏，所以，必須由體外補給人工製造出來的干擾素。

——原來如此，我瞭解了。

第十三章

肥胖與運動的正確姿勢

晚上吃黏黏的「納豆」有效嗎？

河野 到了更年期後，有很多人會突然「發胖」，尤其是「上半身肥胖型」的人。

——上半身肥胖是指「蘋果型」的人嗎？

河野 是的。上半身肥胖包括內臟脂肪型與皮下脂肪型肥胖二種。幾乎都是內臟脂肪型肥胖。

——有沒有自己可以了解內臟脂肪型肥胖的方法呢？

河野 腹部突出的人捏腹部，厚度愈厚就可能是內臟脂肪型。

——厚度如何？

河野 皮下脂肪為二・五公分到三公分以下。

——太胖是引起各種疾病的關鍵吧！

河野 沒錯。與不胖的人相比，罹患糖尿病或高血壓等成人病的機會較高。將過胖的現象加以整理的話，又分為脂肪附著於皮膚下方的「皮下脂肪型肥胖」與脂肪附著於腹部中內臟的「內臟脂肪型肥胖」。

——脂肪附著在內臟的什麼地方呢？

河野　腸間膜。

——為什麼內臟脂肪型比皮下脂肪型對於各種成人病的影響更強烈呢？

河野　這是經由「電腦斷層攝影檢查」調查腹部脂肪分布而得知的結果。

——造成內臟脂肪增加的原因是不是吃得過多呢？

河野　內臟脂肪增加的理由，包括年齡、體質、營養不均衡的飲食與運動不足。反過來說，只要改善飲食生活或消除運動不足，就可以解決這個問題了。尤其內臟脂肪比皮下脂肪更容易減少。維持肌肉或減少血液中的中性脂肪，去除壞膽固醇，增加好膽固醇，防止動脈硬化進展的運動等，都是最方便的手段。一旦診斷為過胖時，首先要專心進行食物療法與運動療法。

——飲食注意事項為何？

河野　相信很多人都知道，首先要攝取低熱量食。尤其要控制甜食的攝取，咖啡中不要使用砂糖，從自己身邊的事情開始做起較好。此外，不要使蛋白質、礦物質缺乏，這些食物療法可以和營養師和醫師商量而進行，才能展現實際效果。尤其要避免吃得太快或吃消夜。

——為什麼呢？

河野　如果吃得太快，未充分咀嚼時，滿腹中樞感到滿足之前就已經吃得過量了。而膽固醇在睡覺時會形成，而且會增加，因此不要吃消夜。

——如果一定要吃消夜該怎麼辦？

河野 利用蔬菜、洋菜凍等低熱量的食物得到滿腹感。當然，屬於夜晚型工作的人又另當別論。

——請告知高血壓患者應攝取的食品名。

河野 我想晚餐時吃納豆比較好。納豆黏液稱為納豆激酶，能鞏固血管，預防腦血栓，適合高血壓而又太胖的人。

——晚上吃納豆。瞭解了。

「熱衷」於有氧運動造成反效果

——中高年齡層的運動目的是什麼？該注意哪些事項？

河野 中高年齡者生理機能減退、預備力減退。這就等於成人病的增加。

——又是成人病呀……。

河野 過了四十五歲，也就是過了中年期、更年期後，所產生的煩人疾病全部稱為成人病。更年期可說是會發生這些煩人疾病的年齡。並不是到了更年期才發症，而是來自年輕時的生活習慣，長年累月而造成發症。不知不覺中形成的。不知不覺中貯存的膽固醇和中性脂肪會造成這種疾病。

每次我看到貓慢吞吞地靠過來時，我就想到「呀，就是這個成人病。」。

——看到貓也是一種學習嗎？

河野　不，沒這麼誇張啦。不過到了更年期後，有一天突然考慮到健康的問題而開始做運動。但是，隨著年齡的增長，運動時的反應遲鈍，同時運動後的疲勞消除也較慢。所以，更年期的運動要配合個人的健康狀態和體力而選擇項目。

——最不好的一點是什麼？

河野　就是過於「熱衷」。而且中高年齡層的運動目的錯誤。

——目的是什麼？

河野　當然是以健康的維持及增進為目的。例如，肥胖或高血壓等具體的成人病和治療方面，運動具有重要的作用。

——而且可以消除壓力。

河野　更年期的男性會考慮到「夢想實現」的問題，而選擇「比賽勝負」的運動。但是，我覺得與其選擇比賽勝負的運動，還不如以「有氧運動」為主體較好。當然到了中高年齡層一定要進行醫學檢查。

——何種運動障礙較多呢？

河野 外傷性骨折、跟腱斷裂、網球肘、頸部痛、腰部痛、膝關節痛、高爾夫球骨折及肌肉痙攣等。

——背景為何？

河野 和少年棒球同樣地，由於競爭意識或競爭思考過強，因此，對於中高年齡層而言，就會進行不適當的運動和訓練。所以，「配合年齡」非常重要。

——做預備運動就可以預防嗎？

河野 預備運動的效果因人而異，各有不同。如果必要時也許有效。問題在於不顧自己年齡的競爭意識而誘發過度訓練，引起運動障礙。所以，配合中高年齡層的量、練習及姿勢非常重要。對於健康的維持及增進而言，這也是基本的認識。

——瞭解了。

注意運動障礙的「陷阱」

河野　我說「過度訓練」會引起運動障礙。像隔一天進行三小時的運動造成網球肘。或是用力揮棒而形成腰痛症，每天練習打球而引起骨折，做有氧運動而引起腰痛或前小腿痛的例子並不少。

——過度運動非常危險，而企業會進行「體力測定」，這個測定有意義嗎？

河野　最近尤其企業方面積極進行，但是我覺得有點懷疑，我不知道該如何回答你的問題。因為有各種不同的情況……。

——不像是醫師的說法喔！

河野　的確，在行政的建議下進行「體力測定」，有助於明日的健康指標。而參加的職員也許會驕傲地說「我有三十幾歲的體力」，這一點當然不錯，但是，卻有中高年齡層運動障礙的陷阱存在，令我感到擔心。

——為什麼呢？

河野　因為更年期男性的競爭心太強，令我感到不安。一種「絕對不能輸給那個傢伙」

的意識高漲，會造成危險。

——的確危險。

河野　以「肺活量」觀察呼吸機能，或是落下的棒子在哪個地方能接住的「棒反應」等，可以觀察體力的調整。此外，還有「長坐體前屈」這種手伸直碰到腳尖的運動，測試身體的柔軟性。開腳單腳站立可觀察平衡感。握力檢查可瞭解手的肌肉。這些體力測定與日常生活的體力到底有何關係，我感到非常懷疑。

——舉例說明吧！

河野　例如，一些驕傲的爸爸們認為「我的肺活量很大」，而在生日時一口氣要吹熄蛋糕上的蠟燭卻無法完全吹熄，或是進行長坐體前屈的柔軟性運動中原本具有柔軟性的人，可是在高爾夫球場的更衣室卻花了很多時間脫鞋子。也就是說，在企業的體力測定下，雖然驕傲地說「你具有三十幾歲的體力喔」，可是對更年期的爸爸們而言，這不見得就是可喜的現象。

——生活體力的確比較重要。

河野　是的。這個「生活體力」必須納入運動中來考量。例如，從坐著的姿勢迅速站起來的「起居動作」是否能順暢進行，是否能敏捷迅速地移動到自己想去的場所，這種「移動動作」都要加以檢查。使用上半身轉身的「上肢作業動作」，及在坐著的姿勢站立的姿勢是否能保持一定的時間等，這些生活體力自己一定要了解。

——舉個簡單的例子吧！

河野　例如，以正確的姿勢刷牙、積極地騎自行車、搭車時儘量不要坐著要站著、把架上的東西拿上去放下來、順利將錢投入投幣式的收票機、是否能迅速地按電話的按鍵、抱小孩的移動動作和起居動作、上肢作業動作等，對於瞭解自己的生活體力而言都非常重要。

「應酬運動」適可而止……

河野　如果沒有時間也沒錢，利用移動動作、起居移動、上肢作業動作等，就可以瞭解自己的生活體力。這些利用也可以成為一種運動，而且能提高生活體力，的確深具魅力。檢查自己的生活體力，瞭解自己不容易做的動作，在日常生活中下意識地經常做，就能保持及增進生活體力，有助於整體的健康維持。

——到了更年期後，據說膝的變化會讓人感覺到年紀大了。

河野　的確如此。如果你問我「身體的哪個部分會讓人感到年紀大了」，我的回答是「足」。但是各位也許沒有察覺，還有一處就是背部的肌肉。中高年齡層的人經常會做腹肌運動，但是卻忽略了背部的肌肉。等到高爾夫球的球無法飛得很遠時，才發覺自己的背部肌肉衰退了。原本是四隻腳走路的動物，用二隻腳站立之後，背部的肌肉發達，能夠支撐背骨。如果背部的肌肉衰退而無法支撐時，就會形成彎腰駝背的姿勢。因此，有很多研究者認為要重視背部的肌肉。總之，現代社會的運動意識提高了，個人的身體條件或影響度也有很大的差距。到了更年期，如果忽略背部肌肉的重要性可能會引發一些意想不到的疾病或遭遇意外事故。代表性的有運動中的「猝死」或「熱衷症」。

——在運動中產生的急性障礙到底有哪些？

河野　更年期的爸爸們，運動障礙包括猝死、循環不全、熱衷症、低血糖、電解質異常、急性腎不全、運動誘發過敏症等。

——有很多耶！這些會由急性變化變成慢性障礙嗎？

河野　運動所引起的慢性障礙包括貧血、過度訓練、高尿酸血症、心臟障礙等。關於女性的方面在此省略不提。

——猝死還是很多嗎？

河野　以頻度而言並不多，不過在全國持續增加。「先前還很有元氣的人」突然死亡，家中失去了一大支柱，這種悲哀當然是難以想像的。有時甚至會使整個家庭都毀滅了。雖然看起來很有元氣，也可能發生猝死，也可能身體潛藏著心臟病。

——成為原因的心臟病是什麼？

河野　在運動中死亡的中高年齡層，解剖他們的屍體之後，發現將氧及營養送達心肌的冠狀動脈硬化或心肌變性、瓣膜症、冠狀動脈狹窄、心室瘤破裂等現象都可能會出現。

——有對策嗎？

河野　首先一定要進行醫學檢查，而且一定要檢查體調，進行配合體力、環境的運動，另外還要做暖身運動、整理運動，感覺異常時要中止運動。這些都是防止猝死的方法。尤其一些中高年齡層在他人邀請時從事的「應酬運動」會造成很大的缺失。

——「應酬運動」……，的確如此。

第十四章

從更年期開始出現的「柏金森氏病」

身體活動的「異常」與「不自然」……

——更年期時會出現的「柏金森氏病」基本上是何種疾病呢？

河野　是「腦」的一部分變性，因此身體的活動出現異常和不自然的疾病。

——具體而言，有哪些變化呢？

河野　振顫、硬縮、無動、姿勢的反射障礙這四個症狀。振顫就是手、足、顎發抖，通常出現在單側的手，漸漸地另一邊的手也會開始顫抖。而且，幾乎都是在安靜時出現顫抖，想拿東西時顫抖會停止，因此會感覺焦躁或強烈的不安。硬縮則是肌肉變硬，關節變硬，家人想為他活動身體時全身僵硬，很難活動，產生強烈的抵抗感。

——什麼叫無動？

河野　很難踏出要開始走路的第一步，走路時的步幅縮小，而且拖著腳走路，周圍的人看起來覺得很彆扭。表情肌這個臉部的表情沒有變化。身體平衡不良，站或坐的動作都無法順暢完成，失去平衡，容易跌倒。這就是姿勢反射障礙。

——被視為難病。較容易出現的症狀為何？

河野　雖然被稱為難病，但是目前已瞭解引起這個疾病的構造了。所以，絕對不要輸給這個疾病。症狀的開始先前已談及了，就是單側的手開始發抖，走路的方式不自然或比較慢，都是先有這些自覺症狀。此外，還有頑固的便秘、多汗和起立性暈眩等。

——雖然是工作旺盛的中高年齡層，而腦卻出現變性的現象。所以更年期真是令人感到很困擾呀！

河野　當「中腦」的「黑質」部份變性時，就會引起這種症狀，這個黑質會產生神經傳達物質「多巴胺」，多巴胺會被送到大腦基底核的「線條體」部位。

——好像有點難懂耶……。

河野　這個線條體就是具有調整運動規律的作用，若黑質變性無法產生多巴胺時，與運動有關的指令無法正確傳達，線條體的機能無法順暢發生作用，就會罹患這種疾病。

——談到腦的話題，似乎很難懂。有沒有什麼「治療法」呢？

河野　主要的治療法是「藥物療法」。大致內服五種藥物就可以了。例如L多巴製劑、抗膽鹼劑、多巴接收體刺激劑等。總之，重點就是要補充缺乏的多巴胺。

——只要簡單地補充多巴胺就可以了嗎？

河野　是的。像「L多巴製劑」可以配合症狀與其他藥物組合使用。因此，只要藥物療法正確，就能減輕振顫的不快症狀，對日常生活不會造成阻礙。

——但是，長期服用藥物會不會產生副作用呢？

利用「副作用」的「治療」

——先前你說過補充不足的多巴胺是基本的治療法。

河野　依病態的不同，可將幾種藥物搭配組合，長期服用。

——是否有副作用呢？

河野　如果能巧妙使用副作用，才能產生藥物的效果。正如柏木先生所說的，必須一生持續服用藥物，所以一定會產生一些副作用，而藥物的效果時間也會縮短。而且，可能會有幻覺等，看到原本不應該存在之東西的現象出現，臉和唇會歪斜，也可能會任意地活動手和足。

——這時是否要中斷藥物使用呢？

河野　不。這時可調整藥物的種類和量。

——不要停止服用嗎？

河野　基本上如果副作用出現後立刻中止藥物的使用非常危險。

——為什麽呢？

河野　理由很多。主要原因是會使症狀惡化。

——換個話題吧！柏金森氏病是腦開始變性而產生的嗎？

河野　腦迎向更年期後，或多或少都會產生退化或變性。因此，更年期和柏金森氏症是密不可分的。也許是在更年期發症吧！現在過著鬥病生活的人很多。

——博士所知的人有哪些呢？

河野　我所敬愛的齒科大學的教授。

——齒科醫師非常辛苦吧！

河野　當然，要與難病搏鬥，本人和家人都很辛苦。但是這位教授是勤勉又具有知識的人。我希望他不要改變生活型態，仍然從事學問的研究。

——希望他不要輸給疾病嗎？

河野　是的。與這種疾病搏鬥的人更令我尊敬。

——能不能簡單地說明藥物療法。

河野　談及柏金森氏病，醫生們都希望擁有完善的治療法。柏金森氏病是由於多巴胺和乙醯膽鹼平衡失調所造成的。所以，要由體外補充多巴胺，抑制乙醯膽鹼，才是基本的方法。柏金森氏病的症狀出現的原因是多巴胺不足，由體外補充多巴胺也沒有辦法進入腦內，因此必須服用會轉變為多巴胺的「L多巴」物質。而腦的線條體中不只有先前所說的多巴胺存在，同時也有神經傳達物質乙酰膽鹼。因為多巴胺減少，所以一定要抑制乙酰膽鹼的活性。因此要和其他藥物搭配組合。

——除了長期服藥外，還要注意什麼?

河野　這是由於身體的活動異常所引起的疾病，會產生強烈的不快感，所以容易產生身心症或抑鬱狀態。因此，消除患者心理的疲勞也很重要。我認為這樣才有幫助。

第十五章

如果認為是單純的「頭痛」可就大錯特錯了！

如果眼前看到「閃亮的星星」時……

河野　偏頭痛是頭的單側出現跳痛或搏動性的疼痛。特徵是在頭痛之前會出現視覺異常，眼前好像看到星星閃亮的現象。此外，視野逐漸縮小。

——疼痛感嚴重嗎？

河野　有的人因為疼痛的程度，甚至擔心腦溢血。會覺得噁心，且出現生前的視覺異常的現象，偏頭痛的疼痛是屬於跳動性的，因此有些人會躺下來休息。在問診時即使診斷為偏頭痛，進行CT檢查不見得就會出現蛛網膜下出血的症狀，因此很難了解病情。尤其更年期層的人由年齡來看，會認為是蛛網膜下出血。頭痛與蛛網膜下出血，一般而言疼痛的方式完全不同。偏頭痛的頭痛會逐漸增強，而蛛網膜下出血在最初時會產生劇痛。有的人則會出現被木棒打到頭似地疼痛。

——想到頭痛，一般人就會考慮到腦溢血，不過似乎具有不同的特徵。

河野　頭痛的構造還有很多無法說明的部分，應該與「血清素」物質有關。

——血清素是什麼？

河野　你知道存在於血液中的血小板嗎？

——知道。

河野　血液中的血小板釋放出來時，具有使血管收縮作用的就是血清素。收縮的血管在反彈後，瞬間擴張為比原先的狀態更大，因此會刺激血管周圍的神經而引起疼痛。

——血管擴張就會頭痛嗎？

河野　偏頭痛就是因為血管擴張而引起的。先前已說過具有跳動性，因此會與心臟跳動吻合出現跳痛感。為什麼會釋放出血清素，目前不明。更年期是人生的分歧點，會承受各種壓力。因此，也許會因為壓力而引起頭痛，尤其是敏感的人特別容易發生。

——神經纖細會遺傳嗎？

河野　引起偏頭痛的體質一定是來自父母的遺傳。

——那就糟了。這種疼痛該如何治療呢？

河野　血管擴張而引起疼痛，只要血管收縮就沒事了。例如，利用「麥角胺」具有特效。但是因為需要醫師的處方，緊急時恐怕會造成困擾。麥角胺能使血管收縮，血液循環不良或罹患狹心症的人會引起發作的危險。所以，狹心症患者使用時要充分注意。

——除了藥物以外呢？

河野　可以喝紅茶、綠茶或咖啡等。因為其中所含的咖啡因具有收縮血管的作用。此外，還要避免造成頭痛誘因的物質，得到充足的睡眠。熟睡之後大部份的偏頭痛都能痊癒。

——如果原因為壓力，就應該消除壓力囉？

好像戴緊帽子時的「絞緊痛」

河野　更年期會出現頭痛、頭重感。這些自覺症狀隱藏著重大疾病的訊息。例如，蛛網膜下出血這種可能會危及生命的腦神經系的疾病必須要注意。另外，出現青光眼或鼻炎等疾病時，就必須做全身的檢查。除此之外，如果出現頭痛時，則可能是來自更年期的頭痛。

——要找出原因嗎？

河野　是的。一定要循序漸進，找出原因。如果診斷並非器質性的疾病時，就可以否定緊急性，但是必須平心靜氣地思考是否為慢性出現的頭痛。

——包括偏頭痛和緊張性頭痛嗎？

河野　前面曾提及在頭的單側會出現跳動性疼痛的偏頭痛，而緊張性頭痛則是頭好像絞緊性地頭痛。這幾乎都是由於身心的壓力導致肌肉緊張的原因所引起的。

——是指肩膀或頸部的肌肉緊張嗎？

河野　精神的緊張與肌肉的緊張二者的意義都包含在內的「緊張型」。整個頭好像絞緊般地疼痛。雖然不是孫悟空，但是真的就好像做了壞事時，套在頭上的頭箍會緊束似地而頭痛流淚。就像柏木先生做了對妻子不好的事情，或是做了壞事時，就好像戴上一頂「緊帽子」似地，會產生絞緊痛。如果戴上帽子的沈重感持續出現時，就是腦動脈硬化症的特徵，這是完全不同的疾病。

——真可怕……。

河野　通常，緊張型的頭痛在頭的顳部和枕部附近會覺得疼痛。偏頭痛是單側疼痛。緊張型則是兩側會疼痛。因為不是顱內疾病，所以用手按壓疼痛部位或加以按摩時，就能減輕疼痛。反過來說，也可以利用這個方法進行自我診斷。而且，不像偏頭痛那麼劇烈，也不會感覺想吐、或是痛到躺下來休息。

——與頭痛有關的肌肉呢？

河野　額肌、顳肌、枕肌、後頸肌、斜方肌。

——肌肉痠痛的原因是什麼？

河野　當精神的緊張持續出現時。或是長時間持續比較細微的作業時，就會導致從肩膀到頸部的肌肉痠痛。

——身心的壓力呢？

河野 如果像柏木先生這樣長時間問我問題，恐怕對我而言就會形成一種精神緊張，從肩膀到頸部、腰部肌肉都會痠痛了。

——呀，真對不起。但是和性格有沒有關係呢？

河野 個性纖細的人容易引起頭痛。頭痛被視為女性更年期的代表性自覺症狀之一。我認為血氣上衝、頭昏眼花、頭痛也是男性更年期的象徵。如果不找尋這一方面的背景，恐怕就無法治療。

——治療方面還是要消除壓力嗎？

河野 是的。不可以積存壓力。同時要放鬆肌肉。藥物方面可以使用肌肉弛緩劑、鎮痛劑、鎮靜劑、抗憂鬱劑等。但是一定要先弄清頭痛的原因，才能使用藥物療法。有女性更年期專利之稱的頭痛在男性更年期也會出現，一定要注意這一點。

第十六章

更年期與不安障礙的「現狀與課題」

失去「男性魅力」的「荷爾蒙分泌的減退」

——請教了這麼多問題，終於接近尾聲了。

河野　說了這麼多，我必須再強調的是，女性人生的分歧點有更年期的症狀，而男性也有。雖然不像女性這麼激烈，但是過了四十五歲後，男性的荷爾蒙分泌會減退。這個時期應該視為男性的更年期。在這個年齡身體出現的變化就是成人病，因此男性更年期會呈現一些複雜的變化。再加上到了一定的年齡退休等來自職業上的身分變化，因此情形非常複雜。

——……。

河野　一旦罹患成人病這種麻煩的疾病，中高年齡層會產生一些不安障礙，覺得自己罹患的是面對死亡的疾病。有一天突然感到好像在人生的午後，覺得在日落時，充滿一種無法對家人說的悲哀情緒。與男性荷爾蒙分泌旺盛的年齡層不同，荷爾蒙分泌減退後覺得好像喪失了男性魅力一樣。有的人說「沒有決斷力」、「經常覺得後悔」、「如果沒說那些話就太好了」，過了五十歲之後經常會出錯。我認為說這些話的人一定是出現在男性更年期。如果不了解這種男性的更年期，在夫妻間、父子間、或工作夥伴之間可能都會形成問題，沒有辦法迎向光明的明日。

——能夠聽到這些說明實在太好了。

河野　只是談到了一些心理的變化、身體的疾病以及性方面的問題。不管是誰都會有一些「不安」的想法，但是在更年期這些想法會過剩出現。

——例如？

河野　總之，更年期的不安障礙具有一些特徵。例如不安感，有時候過度小心謹慎，儘量防止可能會發生的危險，在每一種狀況下都會事先做好心理準備。以年齡而言，年齡不斷地增加，會產生一種過剩的不安感。可能會做出一些讓家人或工作夥伙們感到迷惑的事。

——是不是一種病態呢？

河野　可能會形成神經症。在別人看來並不值得大驚小怪的事情，他卻非常擔心而顯得焦躁。

——雖然知道自己是過度擔心，還是擔心得不得了。

河野　的確。擔心可能會發生一些自己很不喜歡的事情。這種擔心或不安感無法停止。

——結果心跳加快、呼吸困難、發冷發汗、手腳發抖、眼睛疼痛等現象都出現了。

河野　這時就會形成「不安神經症」。總之，更年期的人會感到非常不安，而自己的意志沒有辦法控制，而且情緒低落，非常地頑固，非常需要周圍人的保護。這種不安障礙大致分為四種。過了四十五歲以後，或多或少都得體驗其中一種。

——是哪四種呢？

河野　恐懼症、恐慌障礙、全般性不安障礙、強迫神經症等。

「必須找出好的一面」

河野　恐懼症中，像廣場恐懼就是一種外出恐懼，害怕外出而躲在家中，或是有的人討厭擠在人群中，就是人群恐懼症；或是討厭乘坐交通工具，關在電車中會覺得非常不安，這就是一種不安障礙。甚至有人無法乘坐車子，害怕被關在車中的感覺而無法到公司上班。柏木先生聽過這種不安感嗎？

——聽過……。

河野　想要極力避免人際關係的摩擦，感到恐懼，而突然變得無法處理人際關係，這就是一種社會恐懼。害怕面對他人的視線，這就是一種視線恐懼。還有懼高症、或是健診時害怕抽血的血液恐懼等，都是恐懼症。不安發作、恐慌障礙就是突然產生莫名其妙的不安，而引起心悸、胸痛、胸的壓迫感，甚至感覺呼吸困難、頭昏眼花，這就是恐慌障礙。甚至有的人恐懼心臟停止、可能會死掉而必須要叫救護車前來救助。症狀方面則與狹心症或心肌梗塞類似，所以使周圍的人感到驚訝，而且會反覆發作。

——真可怕。

河野　全般性不安障礙就是經常產生不安感，不安感不是非常強烈。但是更年期的人每當在「調職」或「退休」等環境變化出現時，就會有這樣的經驗。

——症狀呢？

河野　不安、焦躁、集中力減退、過度緊張、發抖、頭痛、發汗、頭昏眼花、胸部不快感，而且不平靜。最後就是強迫神經症，一旦陷入強迫神經症的狀態中，毫無理由的擔心出現，害怕孩子出外旅行搭乘的火車會發生意外事故、害怕開車出遊會遭遇意外事故，超出必要以上地擔心，與其說是擔心，不如說是因為不安感而喪失了冷靜。除此以外，還有強迫行為，就是洗了幾十次的手，或是確認香煙的火是否熄掉了、再次確認鎖是否鎖好、剪刀的位置對不對、潔癖症，非常在意清潔的問題。這些障礙也可能出現在年輕人身上，但是到了更年期時要找出根深蒂固的背景就比較辛苦了。

——這種麻煩的不安感的治療法為何？

河野　精神療法、行動療法、藥物療法。精神療法就是利用心理醫生的治療法。找出症狀和發作時期，及潛在的背景，才能幫助心靈的休養。這是精神療法的第一步，也是最重要的階段。如果處理不良，則復原需要花較長的時間。行動療法則是實際活動身體，逐漸擴大行動範圍。藥物療法則是採用抗不安藥與抗憂鬱劑，因不同的情況而給予不同的藥物處方。

——家人、朋友、同事及上司該如何應付呢？

河野　基本上，要了解對方有「這樣的想法」，整理其想法，儘量「找出好的一面」，這才是應付更年期男性的秘訣。

趕緊設立「男性更年期科」

河野　到了更年期，情緒可能會異常「高漲」或「憂鬱」，在日常生活產生各種問題。造成情緒障礙的例子有很多。身體衰弱、成人病、與配偶不合、青春期子女的教育、老人的看護等，都是情緒障礙的誘因。我認為這種心靈的變化、心靈的疲勞而造成的肉體變化、男性荷爾蒙分泌的減退，而引起男性獨特體調的紊亂。有媽媽更年期也一定有「爸爸的更年期」。所以我希望能為爸爸們設立「男性更年期科」。

——說的對。

河野　罹患精神病之前「心理疲憊」的人會呈現很多不同的症狀。

——請談談男性更年期的情緒障礙。

河野　先前也談及過，情緒包括「躁狀態」與「鬱狀態」，對日常生活會造成妨礙。問題在於憂鬱狀態。

——什麼是憂鬱狀態？

河野　別人覺得有趣、快樂的事情，他卻沒有任可感覺。對於自己今後剩下的人生、工作就算想好好地完成，但是卻缺乏興趣和慾望、關心度，也不會展現實際的行動。

——對於任何事情都不關心嗎？

河野　是的。對於事物抱持悲觀的想法，認為全都是自己不好，有自責的想法。甚至會掀起先前所說的自殺念頭。雖然睡得很好，可是早上清醒後，卻覺得心情不好，到了傍晚以後又開始產生元氣，因此容易被妻子責罵「懶惰鬼」或是「根本不知道你在想什麼」。

——原因是什麼呢？

河野　與其說是原因，不如說誘因較恰當。也就是心理或環境產生某些變化而造成的。例如調職、升職、降職、對於工作場所的不適應、人際關係的壓力、退休、子女的獨立、近親的死亡、貸款等，工作場所內外的壓力都是具體例。更年期就是以這些心理變化為基礎而罹患一些成人病，伴隨這些疾病就可能造成「鬱狀態」或「憂鬱情緒」更為嚴重。因此我一邊探討成人病一邊討論這些話題。

我認為退休或工作場所的異動、看護、子女的反抗等，都是引發更年期情緒障礙的關鍵。再加上體力衰退、性慾減退等男性象徵的衰退，的確會產生很多煩惱。

當我還是外科醫師時，我就對於青春期、青年期、壯年期、中年期及老年期的情緒障礙之不同感興趣，而且在臨床上加以運用。因此，能配合患者家人及企業的要求，盡力協助治療患者心理的疲憊問題。

總之，我希望大家了解男性也有更年期，而且一定要幫助男性處理這個問題。

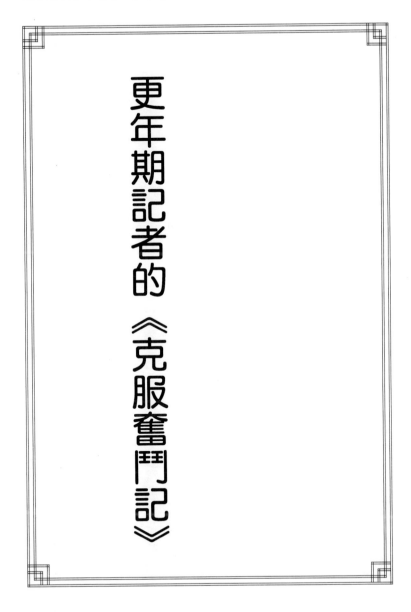

更年期記者的《克服奮鬥記》

不具有醫學知識的我提出了一連串的問題，由北鎌倉杏林堂醫院的河野孝旺博士簡單明瞭地回答，以Q&A的方式連載的『爸爸的更年期』開始起草時，同事和朋友異口同聲地說：「這個報導的內容看起來好像是柏木自己的煩惱或問題，你是不是把自己的感覺寫在紙上，我看你也是一位更年期障礙的記者喔！」

對於同事們的問題，我一一加以否定，說：

「沒這回事。以四捨五入計算的話，的確我已邁入五十歲的大關。寫稿或看報紙時我也必須戴老花眼鏡了。可是請你看看我這充滿光澤的肌膚、緊繃的肉體，及沒有一根白頭髮的黑髮。看起來根本就是四十幾歲，不，應該是四十一、四十二歲的男人。我跟爸爸的更年期完全無關係，真的喔！」

但是，現在我必須坦白說，正如大家所指出的，我的身心平衡失調。

＜再這樣下去，我的生活或人生到底會變成什麼樣子呢……＞

每天過著不安定的生活，可是藉這個機會的內容企畫，老實說在連載於紙面的同時，我也克服了更年期障礙。

更年期障礙——的確是令人討厭的字眼。簡單地說，如果是女性就是隨著年齡的增長，從能生孩子的期間變成不能生孩子的期間之轉變時期，也就是停經前後的數年，卵巢機能減退及荷爾蒙的變化所引起的各種障礙。以年齡而言，就是四十五歲到五十五歲的時期。具體而言，就是有時候會血氣上衝，或是容易流汗、心悸、頭昏眼花、頭痛、失眠、肩膀痠痛、腰痛、關節痛，以及精神、神經症狀等障礙同時出現。此外，本人很難向醫生詳細描述這些症狀，這種狀況稱為「不定愁訴症候群」，總之，進入更年期後，在肉體、精神、神經各方面都會出現不定愁訴。

一般人認為更年期障礙是女性特有的，男性沒有。但是，最近男性的更年期也成為社會問題化。女性從生理面開始失調，過了一定的期間後障礙就能消除。而男性從精神面開始崩潰而漸漸轉移到肉體上的變化，而且很難消除。關於男性更年期的定義，請參照河野博士在「前言」中的敍述。對上班族而言，五十歲這個年齡是自我會感覺緊張的時期。實際上感受到即將要退休，在公司裡的地位也非常明確，可是大部份的爸爸們都會感受到一些陰影與壓力，可說是心理動搖的年齡。開始這種感覺的關鍵就是早上照鏡子的瞬間，突然覺得瞭解了自己在工作上的界限，在人際關係上感到疲憊。以我而言，就是工作與人際關係的問題。

從事新聞記者的工作二十一年。與同業的其他公司相比，每日新聞社是比較自由的環境，是一龐大的組織。在其中能自由而持續工作的我，為什麼還要和不定愁訴症候群搏鬥呢？雖然我不願意承認其理由就在於自己人性的不成熟，但是根據河野博士的說法，就好像感冒一樣，並不是「昨天開始感冒的」，而是長久人生的各種軌跡和足跡的蓄積所造成的。河野博士建議我寫下這篇克服奮鬥記，他是這麼說的。

「更年期障礙中的心病，已經用報紙連載的方式探討過了，但是不可能輕易地治癒。實際治療時，自己的感受、自己所想所做的事情、所接受的事情，要毫不隱瞞地告訴醫師，如此一來就能治療到相當好的程度。當然，我不是要做人身攻擊，但是像柏木先生自己身為新聞記者，對於工作或公司會有一些不平不滿，不只如此，對於人生或生活方式等，也必須要老實地寫下來。藉著寫下這些事物，可以重新評估自己，也可以視為『治療的一環』。」

的確是強而有力的言論，於是我按照博士的建議，開始我的告白。

擔任記者的第一步是在「橫濱支局」。在國內的支局中，支局長以下十幾十人，敝社是較大的支局。最初負責警察方面的報導。負責市內中央部警察七、八署的事件或事故報導。後來又負責縣警本部與橫濱地方法院及地檢署等的司法報導。接著又負責海上保安廳及海關等全國海事報導。總之，在支局時代的體驗可說是培養了記者的基本和基礎。

在支局時代印象最深刻的報導就是橫濱市公所的賄賂事件報導。最初是從神奈川縣版的地方版開始的，後來在早晚報上連續展開將近一個月的報導，結果終於迫使賄賂事件告一段落，對我而言，這可說一大鼓勵。當然，身為記者的我，也有很多出錯的地方，但是在此將全部不良的部分省略，只說好話。

繼橫濱支局之後，又在東京本社的「社會部」工作。還是負責關於警察方面的報導，此外，也成為當時成為社會問題的精神醫院「宇都宮醫院」負責計畫成員的一員，所以，不只是早報，連社會面也同時展開。後來也報導金融證券、有價證券的偽造事件等。後來進入「Sunday——每日」編輯部。

當時，他們的主編小川悟，是我在橫濱支局時代就認識的人，我非常了解他的個性。他也有興趣製作週刊。主要負責的報導是高爾夫球和藝能等，可說是一百八十度的轉變，而兩者都是我喜歡的範圍。

當時，泡沫經濟加速展開。雖說負責高爾夫球和藝能方面的報導，可是中途又將重心移到股票、證券、原油價格等經濟主題上，也曾經訪問是川銀藏，做過大型的報導，至今仍非常懷念。此外，可能因為年輕時曾到以色列等國外的生活時間較長，因此，波斯灣戰爭期間被派任為特派員前往科威特、伊拉克、阿拉伯聯合大公國等中東六國進行現場報導『波斯灣戰爭的真實』，這可說是前所未有的寶貴體驗。

待在「Sunday——每日」四年後，再回到新聞方面進入「學藝部」。每日新聞從一九九一年十一月開始連載，就是從學藝部開始的。

標題立刻決定為『廣角秀』。當時廣角秀曾報導已故的演員上原謙夫人騷動事件。廣角秀的變遷不僅是電視史，也反應時代的過程，的確意義深遠。不過，最近的廣角秀已經變質了，以往從來沒有關於這一方面的報導，後來我的靈感是，將從一九九一年十一月到翌年二月末為止，三個月內總計五十七次，在早報上連載的內容大幅度加筆後，由敝社出版一本

『廣角秀物語』。

看到此處，各位也許會認為「這到底和不定愁訴症候群的奮鬥有什麼關係呢？」、「只是說一些自己感到驕傲的經歷，好像在宣傳自己的書一樣，到底真正目的何在呢？」各位一定會感到很懷疑。但是，當時我每天快樂地工作，當時的心境是：

＜心臟長毛，而且是長剛毛的我，是一位喜歡表現自我的人＞

我真的有這樣的驕傲，而且對此深信不疑。當時，我根本沒想到自己會出現心臟病發作必須用救護車送到醫院，經歷了一番臨死體驗。而且也沒想到隨身攜帶「鎮定劑」與「催眠促進劑」。

就好像瀑布一樣，落差愈大、瀑布愈壯觀。對於我的敍述，各位不要認為「他人的不幸就好像蜜糖一樣」，是不是覺得有趣呢？再傾聽我的「告白」吧！

擔任學藝部的放送工作、廣角秀物語之後，又碰到與衛生放送ＢＳ４有關的現狀及將來課題等諸問題。也曾經寫過一些短期連載的稿子。另一方面，也和朝日新聞及東京新聞負責放送的年輕記者們一起進行一些計畫。

計畫就是，負責放送的記者群要進行「廣電記者會」的改革。我國有「記者群」的獨特制度，各媒體將記者安排在搜集材料的前線基地，而外國記者則指出，這種作法具有封閉性。我們這個「廣電記者會」就是要改善電視台之間所進行的「不良惡習」。具體內容與本題無關，所以暫時不探討。總之，我從負責放送的部門變成「遊軍」。

除了在學藝部放送以外，還擁有美術、音樂、戲劇、俳句、書評、圍棋、將棋等各方面的專門記者，基本上，在決定好的紙面各自寫下報導的內容，如果沒有決定好的紙面，就是學藝部的遊軍，〈以往非常忙碌，而現在卻變得很悠閒〉，最初時我有這樣的想法。來到報社後，每天會先看各大報的早報，看完後就吃午餐、喝杯咖啡，慢慢地逛回來時，又輪到看晚報，花很長的時間慢慢地閱讀，仔細看過後，還是有很多時間。到了傍晚離開報社。這樣的我：

「每天都像星期天，覺得很輕鬆吧！」

同事和前輩門如此揶揄我。當時我說：

「嘿嘿，……。」

只好苦笑應對，這樣的生活持續了將近一個月，我想，這時就是不定愁訴症候群中的精神「芽」開始萌芽了。我開始陷入「憂鬱」狀態。

「憂鬱」狀態就是別人感到「有趣」、「快樂」的事情，我卻沒有任何感覺，失去對工作及生存的興趣、慾望和關心度。對於事物都抱持悲觀想法的狀態。不久之後，這個「芽」轉移到肉體上，首先出現頭痛和頭昏眼花的症狀，再加上心悸和失眠。甚至閱讀報紙都讓我覺得非常痛苦。

為了逃避這種狀態，我求救於酒。原本不論是啤酒、威士忌、日本酒、燒酒、白蘭地、葡萄酒，只要是酒都可以，我很喜歡喝酒，為了讓各位了解，我用喝酒的瓶數來表現。每天晚上喝三、四瓶，後來增加為七、八瓶，到了傍晚以後會打電話呼朋引伴地出來喝酒。但是每天這麼做，喝酒的對象有限，漸漸地變成自己一個人獨飲。而且持續飲酒，每天晚上反覆在酒店街徘徊。體調和心情都不斷地惡化，結果，只是飲酒量持續增加、抽煙的根數持續增加而已。在腦海中想著：

＜我的心臟能長毛，這有什麼關係呢？＞

雖然對自己這麼說，但是惡性循環不斷地增加，體調一直不好。什麼事情都不好，令我自己更為紊亂、迷惑。結果，連日胡作亂為，終於引起輕微的心臟病發作而住院。診斷結果是「吃過多、喝過多、抽煙過多」。經由反省後，控制飲酒量，開始做輕微的運動，過著規律正常的生活。但是……，無法長久持續，不久又有新工作的指示。要有做一些關於「演歌」的報導。我好像如魚得水般，又開始了資料的收集工作。

我原本就是一個非常認真的人。任何事情不徹底做完就無法感到安心。於是即使星期假日也不休息，一個半月後收集了七、八成的材料。內容包括①挖掘新人的社長，賣掉十六歲新人，僅僅二年內花掉的五億元的明細書內容，②只要唱出一首暢銷曲，歌手一生每月賺幾百萬日幣也沒什麼奇怪的整個世界的構造，③大型計畫能賺取三億日幣的老牌歌手的決斷等。只要是與演歌內容有關的事件都加以報導。

瞭解我的主旨，配合我收集材料的是業界的大老，作曲家船村徹、作詞家星野哲郎，大約有一百三十人。我非常感激他們。後來一邊寫稿，一邊持續收集資料，非常忙碌，但是礙於紙面，最後決定中止連載。

新聞首先要收集資料，但是所寫的稿子不見得全都能印在報紙上。例如，自己覺得是頭條新聞，但是依當時的狀況不同，可能還有其他好的報導，所以可能就是被擱置一旁了。長年擔任記者，我也能了解這一點。但是還是深受打擊，感到非常懊悔，不過，還是認為這是「一大考驗」。

最令我感到困擾的是，對於那些幫我收集資料的人，我不知該如何向他們說明及道歉才好。平常我根本不會說出來的話或做的事情，有時候還是要勉強自己去說去做。因此，

〈預定的計畫突然改變，必須中止，真對不起。〉

我只能對他們這麼說。結果，一方面寫信向他們道歉，一方面方便見面的人也約他們出來直接說明情況，讓他們了解。接下來又是人事異動的命令。我又從學藝部調到特輯版編輯部（現在的星期日版編輯部）。當時的頭腦陷入一片混亂中，正不知道如何對於這些幫我收集資料的人謝罪，卻突然又遇到人事異動，使我的腦海一片混亂，結果酒量又增加。到了我這個年紀，只有藉著酒來逃避，這也是無可厚非之事。

如果在工作上被一些值得信賴的人背叛或被騙，而且次數很多時，可能被同一人騙好幾次，到底騙人的人不對，還是被騙的人是笨蛋呢？我想應該是後者吧！但是，不只如此而已，還有落井下石的遭遇呢！甚至我深信不疑的親友從背後扯我後腿，和我一刀兩斷，使我背負一生都無法抹滅的「傷痕」。也使酒量大增。頭痛、胸痛、腰痛、肩膀痠痛、頭昏眼花、心悸等肉體的痛苦更為強烈，除了以往服用的鎮定劑、催眠促進劑以外，還加上了「鎮痛劑」。真是一位滿心瘡痍的酒精中毒者。我只能有氣無力地反覆說：「為什麼會這樣」！

工作上和人際關係上的問題交疊。很多上班族的爸爸們都有這樣的經驗。在這種情況下陷入「憂鬱」狀態中。也許我已經失去了成為新聞記者或上班族的資格。暫時的憂鬱過了一段時間後也許就能痊癒。這就是暫時的憂鬱與男性更年期障礙的不同之處。憂鬱狀態更為嚴重。走在車站的月台上會想到＜會不會有人突然掉到月台下＞，感覺不安，看到駛入的電車＜如果撞到我怎麼辦……＞，而搭乘飛機時＜會不會墜機呀？＞感到擔心，甚至好像引起貧血，倒下似地。

再加上「拒絕上班」。雖然離開家門，但是來到自宅與公司之間的新橋車站附近時，不知怎麼地，自然就會下車，不願意走入公司裡。然後喝喝咖啡，看看車站前的櫥窗打發時間。等到晚報最終版的截稿時間結束，同事們出去吃午餐，沒有人在的下午一點半之後，我才到達工作場所。

當時的星期天版我的工作分為二項。一項是刊載許多專欄的編輯作業，另一項是由成員們自主製作的『漫步世界著名電影』的資料收集。部長以下不到十人的小部門，編輯的工作是每位人員必須負責三、四本。從取出稿子到校稿、整理編排等，每天的工作堆積如山。利用空檔要進行國內外的電影事前資料收集，還要調整與同事間的時間表，出去收集資料。

為了收集『漫步世界著名電影』的資料，我看了『阿拉伯的勞倫斯』、『十戒』、『望鄉』等與中東或北非沙漠有關的電影，覺得自己好像置身於荒涼的沙漠中，除了肉體的痛苦以外，情緒開始穩定下來。覺得二十歲左右人生最多愁善感的幾年內，在外地度過的經驗又重新回到身上。

而且我也到達卻爾頓•西斯頓所主演的『十戒』的現場，埃及西奈半島南端標高二二八五公尺的聖地西奈山和西奈沙漠，當時可說是處於最惡劣的憂鬱狀態，甚至想向神求助。

這兒的沙漠與我們看到的沙漠不同。是有很多小石子滾動的小石礫沙漠和岩山所連綿形成的岩沙漠。在陽光照耀時，大地一面焦熱，夏天時的氣溫超過攝氏五十度。颳著熱風和狂風砂，口渴使得嘴唇乾燥、肌膚乾燥。夕陽西沈後因為空氣乾燥而非常冷。在這種自然的殘酷環境中，相信大家都不想說話了。但是我一個人佇立其中，或是在沙漠居民的帳蓬中喝著咖啡時，卻感受到一種心靈的平靜、安詳。即使身為無神論者的我，都認為：

＜這是最適合人類與神對峙的場所。＞

我有這樣的想法。

就和故事的主角摩西同樣地，我為了尋求與神的相遇而在一片黑暗之中，單手拿著手電筒，爬上只容一人通過的西奈山的石階。這個石階是在山下的聖卡提里納修道院的修士們花了幾百年的時間所建造的。當我花了四小時爬上山頂時，我覺得自己就好像神父一樣，心情非常平靜。記得當時我的描述是：

＜這裡就好像沈默的音樂會場一樣。時間是凌晨五點六分，東方開始泛白。黑暗開始脫去神秘面紗的瞬間。但是太陽還沒有探出頭來。東方的天空是紫色、玫瑰紅、橘色……，出現微妙的顏色變化。在教堂的角落，原本睡著的年輕人也起身了，在寒風中顫抖著身體，凝視東方天空的一點。一種具有共通目的之同志的高揚感在心中浮現。

四十二分鐘後，「它」終於慢慢地出現了。感嘆和呢喃支配著周遭的一切。閃耀著金黃色光輝的陽光，照射在讓人感受不到生命的沙漠之岩山上。被一片清靜包圍的大地，又變成原有的姿態「不毛的大地」。＞

我想，星期日版的同事們一定會感到非常驚訝，這位由學藝部轉來的記者，下午才會到報社來，到了工作場所後幾乎一句話也不說，只是在那兒嘆氣，到了傍晚又消失了蹤影。對於部長以下所有的成員一直忍受我，我真的是非常感謝。但是精神與肉體的惡化與日俱增。為了逃避，我又增加了酒量。喝酒後就開始喧譁，瘋狂的丈夫令妻子和兒子都嚇得不敢發聲。但是，現在我覺得這是回顧自己人生的好機會。

我生於一九四八年，現年四十七歲。出生時正好是「嬰兒大流行」。進入學校後面對考試戰爭。在大學時代參加學生運動。成為社會人士後，隨著經濟成長的波濤，進入「泡沫經濟」的狀況中，但是到了泡沫破滅後，又遇到以往從未經歷過的不景氣。很多企業都進行裁員。在政治方面，國內自民黨的單獨政權瓦解，在海外，俄羅斯和東歐解體。日幣升值、企業的空洞化，對我們這一代而言，的確是在一個大時代的潮流中。

我即將迎向五十歲了，先前已說過，五十歲對上班族而言是一大轉捩點。不僅實際感受到即將退休，而且在公司內自己的立場明確。更清楚地說，就是具體展現「選別」行動的時期。除了成為幹部留下來的人以外，大多數的爸爸們都會思索＜到目前為止，我的人生到底……＞感覺不安與焦躁，開始摸索第二條人生之路。

另外，在家庭內可能會讓妻子看不順眼，根本沒有可待下來的地方，更嚴重的是，可能被視為粗大的垃圾。但是，還是有一些教育費及貸款必須支付。活著也沒有辦法領到保險金。無法趁著有元氣時在自己的家中愉快地度日。這就是五十歲的年齡。這時才要冷靜地分析自己，而當時身心都面臨崩潰的最惡劣狀況中。一九九四年的「二月十日黎明」時我卻遇到了對我的一生而言絕對難以忘懷的日子。

凌晨四點五十七分，因為前一天晚上喝很多的酒，因此和平常一樣搖搖晃晃地起來上廁所。平常上完廁所後會再鑽入被子中睡覺，可是這時卻完全不同。正打算鑽入被中時，瞬間覺得心臟拼命地跳動，甚至發出了跳動的聲音。好像火燒屁股的劇痛侵襲心臟，我當場倒下。手足好像痙攣似地不斷顫抖，我覺得愈來愈冷了。一種不安和劇痛包住全身。

＜是狹心症還是心肌梗塞呢……。＞

父親在七年前因為心不全而死亡，因此我想到這二個病名。察覺我的異常狀態的妻子慌忙地打一九九求救。不知道救護車什麼時候來的。在這期間妻子緊緊地握住我發抖的手，

「我已經叫救護車了，馬上就來了，你振作一點！」

連就讀小學的兒子也一起緊握我的手。

心臟的疼痛愈來愈嚴重。我覺得呼吸困難、意識朦朧，這時救護車來了，我被抬上擔架，不久後我就昏迷了。在此之前，我覺得自己好像掉入冬山黑暗的深谷中。這是我頭一次感覺到「死亡」。這是我在波斯灣戰爭時到危險戰場去收集資料時都沒有感受到的感覺。

＜如果就這樣醒不過來，我就會死掉……。＞

在這天的午後，我醒過來了，還躺在救護車把我送到醫院時的床上。打著點滴，鼻子插著吸出胃液的管子，枕邊放著積存吸出胃液的透明塑膠袋，看到裡面裝著好像運動飲料似的黃色液體，已經裝了將近三分之一。可能是睡覺時的注射等有效吧，心臟的發作已經停止了。妻子及兒子以及飛奔而來的母親，三人流著淚，又哭又笑地看著我時，我的心底覺得活著

真好。

當天晚上開始進行精密檢查。做了「心電圖」、注射放射性同位元素，利用特殊的攝影機調查心肌（心臟肌肉）的血液循環障礙的部份及程度，這就是「心肌閃爍法檢查」，還有檢查將氧和營養送到心臟的冠狀動脈血管是否異常的「冠狀動脈造影」，另外，進行二十四小時的心電圖，以及檢查運動時心臟功能的「運動負荷心電圖」等，持續各種心臟的檢查。

結果，物理學上認為心臟機能沒什麼問題。主治醫生說：

「我不想說什麼大道理，不過我真的不太了解。」

他側著頭思索著。

綜合醫師的敍述，就是有胸痛、心悸、呼吸困難等症狀，因此，他懷疑可能是「心臟神經症」，但是並沒有客觀的異常檢查證明。其次，他認為可能是「身心症」，但是應該要有「某種精神或心理條件為起因」，卻沒有符合的項目。那麼，到底心臟發作是如何發生的呢？他認為可能是「體調崩潰而伴隨著產生的心因性自律神經發作」。

簡單地說，就是頭痛、腰痛、肩膀痠痛等肉體的症狀，再加上悲哀、絕望、不安、焦躁、苦悶等各種壓力的原因而導致「憂鬱」狀態或「憂鬱病」，結果，在心臟出現了自律神經發作的現象。我感到安心時，主治醫生又說，「肝臟出現脂肪肝喔。心臟的左心室以物理學的觀察而言，機能上沒什麼問題，脂肪卻好像鵝肝一樣，有若干的肥大。但是以往都平安無事。整個身體目前可說是需要緊急治療的狀況。我不是威脅你喔，你這種狀態就算隨時倒下或死亡都沒什麼奇怪。而且……。」

同時進行血液檢查。據說成為迎向更年期的爸爸們，健康指標之一的中性脂肪等異常。首先「中性脂肪」（ＴＧ）正常值為五〇～一五〇，而我超出正常值的十倍，為一三〇〇。其次，正常值為六〇以下的「ｒ－ＧＴＰ」我則多達七倍約四〇〇，而「膽固醇」（Ｔ－ＣＨＯ）大約八〇〇，多了四倍。中性脂肪一三〇〇，血管幾乎是發粘的狀態，血液無法順暢流通，因為心肌梗塞等動脈硬化性的疾病而倒下也沒什麼奇怪。

聽到這番話，我真的覺得自己的心臟快要停止跳動了。因為不久前我才看到三個因為動脈硬化性疾病而倒下的人。

頭一個就是山本祐司。當時把我送到社會部的橫濱支局長，他在社會部長時代因腦中風而倒下。也是對司法記者而言堪稱聖經的『東京地檢特搜部』的筆者，努力度過語言和右半身不遂的障礙，寫下『最高法院物語』（上、下）一書，他不屈不撓的精神得到極高的評價，結果得到一九九五年的日本記者會獎。也是我所尊敬的一位記者。

第二位是牧太郎。我從「Sunday——每日」編輯部轉到學藝部時的主編，在工作中因為腦溢血而倒下。後遺症非常嚴重，牧先生的身體殘障者手冊上寫著「右上下肢機能全廢（體幹機能障礙一級）、語言機能障礙（四級）」。第三位是田中艮太。我從學藝部異動到星期日版部時的學藝部長。幸好病情輕微，並未留下什麼後遺症。

在報社擔任中間管理職部長的工作非常吃重。會受到強力的壓力。但是他倒下的最大理由卻是喝酒。三個人都是很喜歡喝酒的人。

知道這些前輩的例子後，我不想成為「第四個人」。

開始克服作戰，首先利用藥物和注射使得數值下降，然後利用運動，計畫使其自然恢復為正常值。因為光靠藥物或注射沒有辦法達成根本治療，反而可能因此而破壞了身體。

以往的飲食以肉為主，現在更換為蔬菜、蘿蔔乾、羊栖菜、金平牛蒡、豆腐、煮南瓜、燙青菜及根菜類和白肉魚。另外，還服用綠球藻、艾草、甲殼質等健康輔助食品。關於酒方面，醫生主張戒酒，但是我還是一天喝一瓶啤酒，但是戒煙了。

問題在於運動。二十年來我只注重工作和酒，幾乎沒有運動。唯一持續的就是打高爾夫球。夏天喝啤酒、冬天燙酒喝，沒什麼正常的運動。稍微跑一跑就覺得氣喘、膝不斷地搖晃。最初的二個月每天快步繞皇居走一圈，先設立一個預備期間，從腳開始讓身體習慣。

在敝社前方廣大的皇居一周有四公里弱，不可思議的是，最初一小時都走不完，後來時間逐漸縮短，一個月後，只要花四十五、六分鐘就走完了。我的性格原來就比較執著認真，所以，加上慢跑在內，我希望三十分鐘以內就能跑完一周，等到有自信後，打算前往健身房健身。

去年四月進入健身房健身，我打算每天去，但是每天去反而會損害肌肉，因此隔一天去一次，一週去三次。二次是一週內任何二天的晚上，另外一次是星期六或星期日的白天，因此，我選擇距離自宅較近，工作回家後就可以去的五反田店。

為了寫這份稿子，我借調了當時入會五反田店的「申請書」和「體調調查表」，現在看看真是覺得好笑。例如，「訓練目的為何？」這一欄中包括瘦身、增進健康、增加體力、消除壓力等十項，我全部都畫圈了。而這與「現在你感覺最大的壓力是什麼」這個問題，我的回答則是——

「工作、人際關係與健康。」

前三項我全都畫圈了。此外，在體格檢查表現，身高為一七六公分，體重七十公斤，腰圍八十八公分，另外還填入血壓、心跳數、最大氧攝取量、柔軟性等。而健身的職員們所填的備忘欄非常有趣：

〈雖然實際年齡為四十六歲，但是檢查結果健康參照年齡五十四歲，心肺機能年齡六十三歲，非常低。〉

基於這些檢查，配合醫生和我的要求（中性脂肪及膽固醇的大幅度降低）與經由建議做成的最初訓練內容是這樣的：

①伸展運動（暖身運動）　12分。

②騎自行車　30分。
③重量訓練（臥推、頸後推舉、腳蹬板、舉腿）各十次，做3套。
④伸展運動（整理運動）　12分。
⑤游泳　10分。
⑥其他、三溫暖、水中步行等，可以適當進行。

各位可能很難了解到底是些什麼內容，因此，我從健身房後到出來為止，實際行動為各位說明。

首先，在接近五反田車站附近喝一杯青汁（二〇〇毫升）。運動流汗後，這種青色的液體（羽毛甘藍）的成分在體內讓我覺得好像沖洗淖中性脂肪一樣。喝完青汁後，在健身房附近的超級商店買了一公升裝的礦泉水或運動飲料。以前很多人認為在運動中喝水不好，但是現在認為不補充水分的話，會使血液和尿的濃度加深，反而對身體不好，因此需補充水分。此外，大量飲水能夠流汗，促進新陳代謝。

在大廳中出示會員證，拿到衣帽間的鑰匙後到更衣室更衣。上半身穿白色、粉紅色、藍色、黃色、米黃色的背心，下半身則穿著泳褲或短褲，顏色和背心同樣有紅、黃、藍、紫各種顏色，然後再喝一杯運動汁準備完畢。我不是一開始就是這身打扮的，一開始我是穿著整整齊齊的運動服，但是很多年輕貌美的女性都穿著健身服去健身，使我覺得自己好像是一個老伯伯似地。為避免太過於顯眼，而且為了轉換心情，我也勉強地換上這身打扮。

拿著毛巾和礦泉水到訓練場，先測量血壓，檢查當天的體調，然後開始訓練。

①的伸展運動就是好像柔軟體操一樣。使全身的血液循環順暢，具有溫熱身體的效果。坐著、側躺或躺著，依序伸展手臂、頸部、胸、背部、腰、腳和足。收縮、拉長。重點和做有氧運動一樣，在於「呼吸法」。絕對不能停止呼吸，要從鼻子慢慢地用力吸氣，由口中慢慢細長地持續吐氣。看似簡單，事實上很難。一共花了十天才完全熟悉。

②的有氧自行車就是騎自行車。並不是在三十分鐘內不斷地騎而已，必須慢慢地使心跳數上升到一二〇為止，在這種狀態下，持續騎三十分鐘。流汗後，最初超過一〇〇時，心臟開始噗通噗通地跳個不停，我擔心自己可能會倒下，覺得很不安，現在則超過一三〇後才會開始快速跳動，表示我的心肺機能提升了。

③的重量訓練是使用機械進行的訓練，臥推是躺在台上，雙手將帶有砝碼好像自行車把手似的東西上下拉，鍛鍊胸肌，十次為一套，要進行三套。開始時拉十八公斤，現在能拉三十公斤了。總之，利用啞鈴、槓鈴或機械等鍛鍊肩、頸部肌肉、手臂等各部分。每一種都要進行十次，總計進行三套。

④的伸展運動與①不同，是放鬆先前訓練所使用的肌肉柔軟體操。與①同樣地，要慢慢地反覆進行。然後在更衣室脫去游泳褲，洗個三溫暖，把汗擠出來，再用冷水淋浴，再到游

泳池裡。

游泳採自由式和蛙式，交互進行二百公尺。訓練到此結束。後來在游泳池中走路，或是洗個泡泡浴和蒸氣浴，使身心放鬆。利用運動完全忘了疲勞，這就是第一次的「至福時」。

然後清洗身體後就可以離開了。

從進入到離開為止約三小時。消耗的熱量方面，如果是初學者，這套「菜單」大約可減掉三〇〇大卡的熱量。菜單的內容每三個月更換一次，有了體力之後，目前是以有氧運動為主，再加上跑步機，消耗的熱量提升為六〇〇～七〇〇大卡。但是，因為覺得很舒服，所以幾乎不會產生疲勞感，甚至聽到一些興奮的音樂就想扭動身體，自己非常地陶醉，好像站在迪斯可的舞台上一樣。

此外，我在電視節目中看到健美先生村上允俊，他的重點就是機械訓練，徹底鍛鍊肉體，而擁有肉體美，對我而言這是「妄想」，但是當時我覺得：

＜不要想這些愚蠢的事情。我的目的不過是使伴隨更年期障礙而產生的中性脂肪和膽固醇燃燒而已。＞

當然會這樣警戒自己。

第二次的「至福時」就是回家的路上，在酒店喝冰啤酒的時候。夏天時會配上涼拌豆腐或毛豆，冬天則配湯豆腐而喝啤酒，覺得五臟六腑都非常舒服，這時感覺非常幸福。甚至可以說我就是為了喝這一瓶啤酒而去上健身房的。

一年後，到過了今年的四月以後，原本異常升高的數值，幾乎全都恢復為接近正常值。原本七十公斤的體重減輕十公斤，成為六十公斤，腰圍也從八十八公分變成八十一公分。雙下巴消失了。僅僅一年內就搖身一變判若兩人，令我自己都難以置信。

改善的不只是身材苗條而已。

＜健全的精神寓於健全的肉體。＞

連體調都恢復了，心悸、頭昏眼花、頭痛、胸痛等症狀不再出現。而且「憂鬱」狀態逐漸遠離。但是遇到不順心的事情時，還是會再發，不像肉體一樣有顯著的改善。當時，河野博士說：

「不要焦躁。男性更年期是心理的問題，如果持續以往的生活，當然不像肉體般輕易地見到迅速的改善。但是，對於柏木先生而言，我認為最有效的方法，就是二、三週內離開工作和家庭出外旅遊。不要只是進行點和線的移動，不要利用飛機或火車，要進行面的移動，可以乘船旅遊。身為臨床醫師，我認為一定會有很好的結果。哈哈哈……。」

對我做這樣的提議，也就是船旅的建議。

「船旅」——與更年期障礙完全不同，似乎是能讓人完全著想而又浪漫的建議。在我陳腐的腦海中想著，藍空下畫出白色的航跡，在波濤中前進的白色客船。以往我也曾經有四次的船旅經驗。

我所乘坐的是高船三井客船的『日本丸』(二一九〇三噸)。

六月二十八日夜晚，大約三百名乘客搭上『日本丸』，在堪稱巴克巴海玄關的大棧橋朝向阿拉斯加靜靜地駛離岸邊。耳中聽到汽笛的鳴聲。聽不到送行者的聲音，腦海中浮現的是『望鄉』這部電影中的情景。

船旅最大的魅力就是我能夠完全斷絕日常生活的煩惱，空間和精神上都可以得到解放。有餘暇時可閱讀、欣賞音樂、跳舞、享受日光浴。但是，必須自己想要這麼做才可以，如果光是看別人這麼做，結果只是坐船而已，沒有辦法享受真正的船旅之樂而下船了。一整天無所事事地度過的主體性是不可或缺的，對於習慣服從業務命令，很難自己進行判斷的爸爸們而言，這也是「確立主體性」的絕佳場所。

在船內有三位末期癌患者。當初三人都封閉在自己的殼中，但是當我乘船時，他們都已經敞開自己的心扉，使我懷疑這三個人真的是末期癌患者嗎?每個都充滿元氣，整日跳舞、打麻將、唱卡拉OK、賭博等。

我也一樣。乘船時剛開始沒有辦法和船上乘客融合在一起，自己單獨打發日子，但是過了幾天後開始出現了「效果」，自己也能實際感受到。

〈心臟長毛了，我是喜歡表現自己的人。〉

老實說，我是對一點點小事都非常在意的人。自覺到這一點，我認為勤勞或美德或遊玩都不是罪惡。換言之，我覺得更年期的爸爸們一定要「轉換想法」。我每天晚上都和老年人一起在船上跳「吉魯巴」，被封為「老伯伯們的偶像」，後來很高興地下船了，船旅的確能夠提高人的心情。

我記得當時有時候還是會出現心悸、頭昏眼花、頭痛、胸痛的毛病。接近五十歲，不管是誰都會有一、二種毛病，但是一定要好好地和這些毛病相處。我想「憂鬱」狀態也是同樣的情形。藉著船旅身心得到解放，但是這種解放的狀況不可能永遠持續。再回到日常的工作場所中，有各種壓力在等待你，這也是無可奈何之事，因此，一定要和自己的肉體好好地相處。

河野博士反覆強調——

「迎向更年期的爸爸們最需要的就是擁有與日常生活完全不同的另一個空間。要擁有靜與動的興趣。除了工作以外，擁有興趣與好奇心很重要。例如，可以接觸年輕人的文化，可以慢跑，作菜，或利用星期天做木工。」

我現在仍前往健身房。目的是為了使還沒有恢復正常值的中性脂肪等數值降低，也希望和年輕人一起流流汗，擁有一個與日常生活完全不同的空間。此外，不顧妻子的反對，我貸款購買了高爾夫球的會員權。星期假日或想去時隨時都可以去打一場高爾夫球。我覺得自己是在最底價的時候買的，沒想到現在價格下跌到為原先價格的一半……，但是，購買之後，以往飲酒的生活完全改善，打高爾夫球的方法也改變了。不論是開麵店的老伯伯，或是公務員、職員、工程師等各種職業的人，在一片綠意如地毯般的球場上追逐著白球。和好友打一場球，的確是截然不同的快樂。

有一陣子，我為了瞭解人真正的個性，趁著和別人一起打高爾夫球時觀察對方。有人說打麻將可以看出一個人的個性。我想，打高爾夫球更能突顯個人的人格和個性。

社會上的爸爸們最喜歡打的高爾夫球可說是大家都想要減少錯誤的運動。平常在工作場所表現穩健作風的紳士，一旦出現OB等連續失誤時，就搖身一變，完全判若二人，變得非常饒舌，開始找藉口，或是相反地沈默寡言，看似不愉快的人。打高爾夫球時，也許會出現完全截然不同的表現。這也可以說是活生生地露出了個人的本性。

高爾夫球是「動」的興趣，而閱讀則是「靜」的興趣。退休後打算看幾本好書，離開公司後有很多時間，這時候再開始學習吧！經常可聽到別人這麼說，但是這些人到了退休後就算想要開始閱讀，恐怕結果還是會無所事事地度過一天。為了退休後做準備，五十歲左右就可以開始準備了。像我形成「憂鬱」狀態時，為了擁有力量和勇氣而向書本中找尋，結果找到了以下三本書。

『豐富自己的心靈』（日新報導）

『最高裁物語』（日本評論社）

『老益』（NHK books）

『豐富自己的心靈』的筆者島村大心是住友銀行的常務董事，後來出家，現在在和歌山縣擔任住持。與年輕的修行僧在一起，從掃廁所開始有很多難行苦行的軌跡，成為加入修行的名僧，能夠脫離慾望和煩惱。書中問道「人生是什麼？」、「活著是什麼？」心情鬱悶時，首先我會看這本書。

『最高裁物語』是記載五十年歷史中，由最高法院所裁決的一些事件。反覆閱讀時不只覺得興奮，而且我最敬愛的山本祐司，雖然身體不方便，卻能夠寫下本書。反覆閱讀時，我真的很佩服這位記者的勇氣。

『老益』是每日新聞社的前輩，寫下許多歷史書籍的楠戶義昭，編輯委員的力作。看了這本書時，我就會覺得「老絕對不是不好的事情」，藉此也可以當成頭腦體操訓練書。

如河野博士所說的，男性更年期障礙並不像女性停經一樣具有明確的訊號。因此，「不舒服」、「體調紊亂」等症狀容易被忽略，而我就是屬於容易嚴重化的一型。（「態度認真，在意周遭的一切」「執著、責任感極強」「工作一定做到完美」＝？）雖然具有程度差，但是我想大部分的爸爸們都有這樣的經驗。

稿子終於寫完了，又要到健身房流流汗，然後再喝一杯冰啤酒了。

後　記

「隨著十月的紙面改革，現在這個時代，想要企畫一些最適合讀者的健康話題。」

去年，編輯局文化報導中心星期日版編輯部的小畑和彥部長對我這麼說，也就是在一九九四年的夏天前。

東京本社製作的星期日版『星期日俱樂部』是我們的暢銷版。為健康系列的暢銷書籍，而晚輩小川節子記者的『健康生活』，持續三年都是生活好評的讀物。刊載了許多有趣的話題。到底應該要寫些什麼才好呢？每天都在暗中摸索，感到焦躁不安……。

＜再這樣下去，十月恐怕也沒有辦法開始著手進行了。啊！真是絕望呀……，該對部長說什麼呢……，唉，怎麼辦呢……真困擾呀……。＞

有一天晚上，自己獨自一人煩惱時，和我一起喝酒的電視台記者，及某家公司的社長和某報的記者，惡友三人組說：

「這有什麼可煩惱，很簡單嘛，把你目前所處的狀況或狀態寫下來就好了。而且不久前的你正處於更年期障礙中，也許這就是男性更年期障礙的狀態喔！哈哈哈……。」

「什麼，我有更年期障礙，別開玩笑了！」

雖然這麼回答，但是我也感受到這是事實。當時的我正如在《克服奮鬥記》中所寫的，出現「憂鬱」狀態，持續的心悸、頭痛、偏頭痛、頭昏眼花、失眠、胸痛而導致情緒不穩定，出現更年期障礙特有的各種不定愁訴症候群，日夜不斷地與其「格鬥」，為了加以克服，也到健身房去，同時，也煩惱星期天版的連載到底該寫些什麼。後來遇到了北鎌倉杏林堂醫院的河野博士。對於我的問題，

「是不是更年期障礙呀？」

惡友三人組如此嘲笑我。

「柏木先生也認識鎌倉的『紅鬍子』醫師，演講關於男性更年期障礙的話題。你可以去請教他呀！」

前來通知我。

河野博士是投注私財，努力重建戰後的日本醫大的理事長的兒子，也是女演員藤間紫的弟弟。除了擔任開業醫師外，也是大型企業的產業醫師，經常在各地演講，參加電視節目，當我還在「Sunday——每日」編輯的時候，就曾經訪問過他。

我到達他位於鎌倉的自宅時，詢問他男性是否有更年期障礙，他說這已經是「社會化問題」了。對於我痛苦的格鬥，他也認為是「男性更年期障礙之一」。太棒了，終於找到我要的東西了。由於有這些經緯，而開始草擬『爸爸的更年期』一書。

和河野博士討論後，決定如下：

首先，以往被視為女性才有的更年期障礙，因人而異，或多或少都有，男性和女性都有。第二就是女性是由生理面開始，而男性則是由精神面先瓦解，爾後腐蝕肉體。加上這個時期可能遇到退休等自己人生的重大轉變，所以比女性的問題更為嚴重。第三就是如成人病這種名稱所代表的，迎向更年期的爸爸們，擁有「疾病百寶箱」這顆炸彈。治療疾病當然需要名醫和藥物，但是克服的關鍵在於本人的生活工夫及體質的改善，必須要引出自己的自然治癒力。第四點是以往企業對於職員的健康管理是以肉體為對象而實施健康診斷等，但是企業現在應該要進行精神面的健康管理——這些部分都是河野博士所強調的。

「部屬的精神面的健康管理，是管理職務的一環。」

這種發言不但具有衝擊性，而且也是看清今後時代發展頗耐人尋味的提案，令我感到很佩服。對於這些上班族的「心靈管理」，在報紙連載時，有很多來自讀者的贊成與反對的意見投書，表示大家對此的關心度極高，由這個意義來看，我自負地認為這些報導可說是對今後的上班族的健康管理問題的投石問路之作。當時並未預定也記載我自己的記錄『更年期記者的克服奮鬥記』，但是河野博士和星期日版編輯部的同事們說：

「談論健康話題，具有理論性欠缺具體性。如果加上柏木先生的克服體驗記的話，不僅具體而容易明白，讀者們也會深感興趣。既然你是連載負責人，當然一定要負責囉！」

得到同事們的鼓勵與建議，妻子說：「你在想什麼呀？為什麼一定要到外面去呢！」不顧她的反對，我還是寫下了自己的體驗記。

寫下體驗記是希望他山之石可以攻錯，希望對於社會上的爸爸們有所幫助。總之，缺乏醫學知識的我，將近一年來不斷地訪問河野博士，對於他的不吝賜教真是非常感謝。這本書應該說是「河野博士的著書」。

在報紙上連載『爸爸的更年期』一書時，得到小畑部長及紀平重成等星期日版編輯部同事的瞭解和支援，否則無法持續連載一年。此外，出版時得到每日新聞社出版局的森啟二的照顧，在此對衆人深致謝意。

柏木　純一

大展出版社有限公司	圖書目錄
地址：台北市北投區11204 致遠一路二段12巷1號 郵撥： 0166955～1	電話：(02) 8236031 8236033 傳眞：(02) 8272069

・法律專欄連載・電腦編號58

台大法學院 法律學系／策劃
法律服務社／編著

①別讓您的權利睡著了[1]	200元
②別讓您的權利睡著了[2]	200元

・秘傳占卜系列・電腦編號14

①手相術	淺野八郎著	150元
②人相術	淺野八郎著	150元
③西洋占星術	淺野八郎著	150元
④中國神奇占卜	淺野八郎著	150元
⑤夢判斷	淺野八郎著	150元
⑥前世、來世占卜	淺野八郎著	150元
⑦法國式血型學	淺野八郎著	150元
⑧靈感、符咒學	淺野八郎著	150元
⑨紙牌占卜學	淺野八郎著	150元
⑩ＥＳＰ超能力占卜	淺野八郎著	150元
⑪猶太數的秘術	淺野八郎著	150元
⑫新心理測驗	淺野八郎著	160元
⑬塔羅牌預言秘法	淺野八郎著	元

・趣味心理講座・電腦編號15

①性格測驗１	探索男與女	淺野八郎著	140元
②性格測驗２	透視人心奧秘	淺野八郎著	140元
③性格測驗３	發現陌生的自己	淺野八郎著	140元
④性格測驗４	發現你的真面目	淺野八郎著	140元
⑤性格測驗５	讓你們吃驚	淺野八郎著	140元
⑥性格測驗６	洞穿心理盲點	淺野八郎著	140元
⑦性格測驗７	探索對方心理	淺野八郎著	140元
⑧性格測驗８	由吃認識自己	淺野八郎著	140元

⑨性格測驗9	戀愛知多少	淺野八郎著	160元
⑩性格測驗10	由裝扮瞭解人心	淺野八郎著	140元
⑪性格測驗11	敲開內心玄機	淺野八郎著	140元
⑫性格測驗12	透視你的未來	淺野八郎著	140元
⑬血型與你的一生		淺野八郎著	160元
⑭趣味推理遊戲		淺野八郎著	160元
⑮行爲語言解析		淺野八郎著	160元

・婦 幼 天 地・電腦編號16

①八萬人減肥成果	黃靜香譯	180元
②三分鐘減肥體操	楊鴻儒譯	150元
③窈窕淑女美髮秘訣	柯素娥譯	130元
④使妳更迷人	成　玉譯	130元
⑤女性的更年期	官舒妍編譯	160元
⑥胎內育兒法	李玉瓊編譯	150元
⑦早產兒袋鼠式護理	唐岱蘭譯	200元
⑧初次懷孕與生產	婦幼天地編譯組	180元
⑨初次育兒12個月	婦幼天地編譯組	180元
⑩斷乳食與幼兒食	婦幼天地編譯組	180元
⑪培養幼兒能力與性向	婦幼天地編譯組	180元
⑫培養幼兒創造力的玩具與遊戲	婦幼天地編譯組	180元
⑬幼兒的症狀與疾病	婦幼天地編譯組	180元
⑭腿部苗條健美法	婦幼天地編譯組	180元
⑮女性腰痛別忽視	婦幼天地編譯組	150元
⑯舒展身心體操術	李玉瓊編譯	130元
⑰三分鐘臉部體操	趙薇妮著	160元
⑱生動的笑容表情術	趙薇妮著	160元
⑲心曠神怡減肥法	川津祐介著	130元
⑳內衣使妳更美麗	陳玄茹譯	130元
㉑瑜伽美姿美容	黃靜香編著	150元
㉒高雅女性裝扮學	陳珮玲譯	180元
㉓蠶糞肌膚美顏法	坂梨秀子著	160元
㉔認識妳的身體	李玉瓊譯	160元
㉕產後恢復苗條體態	居理安・芙萊喬著	200元
㉖正確護髮美容法	山崎伊久江著	180元
㉗安琪拉美姿養生學	安琪拉蘭斯博瑞著	180元
㉘女體性醫學剖析	增田豐著	220元
㉙懷孕與生產剖析	岡部綾子著	180元
㉚斷奶後的健康育兒	東城百合子著	220元
㉛引出孩子幹勁的責罵藝術	多湖輝著	170元

㉜培養孩子獨立的藝術	多湖輝著	170元
㉝子宮肌瘤與卵巢囊腫	陳秀琳編著	180元
㉞下半身減肥法	納他夏・史達賓著	180元
㉟女性自然美容法	吳雅菁編著	180元
㊱再也不發胖	池園悅太郎著	170元
㊲生男生女控制術	中垣勝裕著	220元
㊳使妳的肌膚更亮麗	楊　皓編著	170元
㊴臉部輪廓變美	芝崎義夫著	180元
㊵斑點、皺紋自己治療	高須克彌著	180元
㊶面皰自己治療	伊藤雄康著	180元
㊷隨心所欲瘦身冥想法	原久子著	180元
㊸胎兒革命	鈴木丈織著	元

・青 春 天 地・電腦編號17

①A血型與星座	柯素娥編譯	120元
②B血型與星座	柯素娥編譯	120元
③O血型與星座	柯素娥編譯	120元
④AB血型與星座	柯素娥編譯	120元
⑤青春期性教室	呂貴嵐編譯	130元
⑥事半功倍讀書法	王毅希編譯	150元
⑦難解數學破題	宋釗宜編譯	130元
⑧速算解題技巧	宋釗宜編譯	130元
⑨小論文寫作秘訣	林顯茂編譯	120元
⑪中學生野外遊戲	熊谷康編著	120元
⑫恐怖極短篇	柯素娥編譯	130元
⑬恐怖夜話	小毛驢編譯	130元
⑭恐怖幽默短篇	小毛驢編譯	120元
⑮黑色幽默短篇	小毛驢編譯	120元
⑯靈異怪談	小毛驢編譯	130元
⑰錯覺遊戲	小毛驢編譯	130元
⑱整人遊戲	小毛驢編著	150元
⑲有趣的超常識	柯素娥編譯	130元
⑳哦！原來如此	林慶旺編譯	130元
㉑趣味競賽100種	劉名揚編譯	120元
㉒數學謎題入門	宋釗宜編譯	150元
㉓數學謎題解析	宋釗宜編譯	150元
㉔透視男女心理	林慶旺編譯	120元
㉕少女情懷的自白	李桂蘭編譯	120元
㉖由兄弟姊妹看命運	李玉瓊編譯	130元
㉗趣味的科學魔術	林慶旺編譯	150元

㉘趣味的心理實驗室	李燕玲編譯	150元
㉙愛與性心理測驗	小毛驢編譯	130元
㉚刑案推理解謎	小毛驢編譯	130元
㉛偵探常識推理	小毛驢編譯	130元
㉜偵探常識解謎	小毛驢編譯	130元
㉝偵探推理遊戲	小毛驢編譯	130元
㉞趣味的超魔術	廖玉山編著	150元
㉟趣味的珍奇發明	柯素娥編著	150元
㊱登山用具與技巧	陳瑞菊編著	150元

•健康天地•電腦編號18

①壓力的預防與治療	柯素娥編譯	130元
②超科學氣的魔力	柯素娥編譯	130元
③尿療法治病的神奇	中尾良一著	130元
④鐵證如山的尿療法奇蹟	廖玉山譯	120元
⑤一日斷食健康法	葉慈容編譯	150元
⑥胃部強健法	陳炳崑譯	120元
⑦癌症早期檢查法	廖松濤譯	160元
⑧老人痴呆症防止法	柯素娥編譯	130元
⑨松葉汁健康飲料	陳麗芬編譯	130元
⑩揉肚臍健康法	永井秋夫著	150元
⑪過勞死、猝死的預防	卓秀貞編譯	130元
⑫高血壓治療與飲食	藤山順豐著	150元
⑬老人看護指南	柯素娥編譯	150元
⑭美容外科淺談	楊啟宏著	150元
⑮美容外科新境界	楊啟宏著	150元
⑯鹽是天然的醫生	西英司郎著	140元
⑰年輕十歲不是夢	梁瑞麟譯	200元
⑱茶料理治百病	桑野和民著	180元
⑲綠茶治病寶典	桑野和民著	150元
⑳杜仲茶養顏減肥法	西田博著	150元
㉑蜂膠驚人療效	瀨長良三郎著	150元
㉒蜂膠治百病	瀨長良三郎著	180元
㉓醫藥與生活	鄭炳全著	180元
㉔鈣長生寶典	落合敏著	180元
㉕大蒜長生寶典	木下繁太郎著	160元
㉖居家自我健康檢查	石川恭三著	160元
㉗永恒的健康人生	李秀鈴譯	200元
㉘大豆卵磷脂長生寶典	劉雪卿譯	150元
㉙芳香療法	梁艾琳譯	160元

㉚醋長生寶典	柯素娥譯	180元
㉛從星座透視健康	席拉・吉蒂斯著	180元
㉜愉悅自在保健學	野本二士夫著	160元
㉝裸睡健康法	丸山淳士等著	160元
㉞糖尿病預防與治療	藤田順豐著	180元
㉟維他命長生寶典	菅原明子著	180元
㊱維他命C新效果	鐘文訓編	150元
㊲手、腳病理按摩	堤芳朗著	160元
㊳AIDS瞭解與預防	彼得塔歇爾著	180元
㊴甲殼質殼聚糖健康法	沈永嘉譯	160元
㊵神經痛預防與治療	木下眞男著	160元
㊶室內身體鍛鍊法	陳炳崑編著	160元
㊷吃出健康藥膳	劉大器編著	180元
㊸自我指壓術	蘇燕謀編著	160元
㊹紅蘿蔔汁斷食療法	李玉瓊編著	150元
㊺洗心術健康秘法	竺翠萍編譯	170元
㊻枇杷葉健康療法	柯素娥編譯	180元
㊼抗衰血癒	楊啟宏著	180元
㊽與癌搏鬥記	逸見政孝著	180元
㊾冬蟲夏草長生寶典	高橋義博著	170元
㊿痔瘡・大腸疾病先端療法	宮島伸宜著	180元
51膠布治癒頑固慢性病	加瀨建造著	180元
52芝麻神奇健康法	小林貞作著	170元
53香煙能防止癡呆？	高田明和著	180元
54穀菜食治癌療法	佐藤成志著	180元
55貼藥健康法	松原英多著	180元
56克服癌症調和道呼吸法	帶津良一著	180元
57Ｂ型肝炎預防與治療	野村喜重郎著	180元
58青春永駐養生導引術	早島正雄著	180元
59改變呼吸法創造健康	原久子著	180元
60荷爾蒙平衡養生秘訣	出村博著	180元
61水美肌健康法	井戶勝富著	170元
62認識食物掌握健康	廖梅珠編著	170元
63痛風劇痛消除法	鈴木吉彥著	180元
64酸莖菌驚人療效	上田明彥著	180元
65大豆卵磷脂治現代病	神津健一著	200元
66時辰療法——危險時刻凌晨４時	呂建強等著	180元
67自然治癒力提升法	帶津良一著	180元
68巧妙的氣保健法	藤平墨子著	180元
69治癒Ｃ型肝炎	熊田博光著	180元
70肝臟病預防與治療	劉名揚編著	180元

⑪腰痛平衡療法	荒井政信著	180元
⑫根治多汗症、狐臭	稻葉益巳著	220元
⑬40歲以後的骨質疏鬆症	沈永嘉譯	180元
⑭認識中藥	松下一成著	180元
⑮氣的科學	佐佐木茂美著	180元

・實用女性學講座・電腦編號 19

①解讀女性內心世界	島田一男著	150元
②塑造成熟的女性	島田一男著	150元
③女性整體裝扮學	黃靜香編著	180元
④女性應對禮儀	黃靜香編著	180元
⑤女性婚前必修	小野十傳著	200元
⑥徹底瞭解女人	田口二州著	180元
⑦拆穿女性謊言88招	島田一男著	200元

・校 園 系 列・電腦編號 20

①讀書集中術	多湖輝著	150元
②應考的訣竅	多湖輝著	150元
③輕鬆讀書贏得聯考	多湖輝著	150元
④讀書記憶秘訣	多湖輝著	150元
⑤視力恢復！超速讀術	江錦雲譯	180元
⑥讀書36計	黃柏松編著	180元
⑦驚人的速讀術	鐘文訓編著	170元
⑧學生課業輔導良方	多湖輝著	180元
⑨超速讀超記憶法	廖松濤編著	180元
⑩速算解題技巧	宋釗宜編著	200元

・實用心理學講座・電腦編號 21

①拆穿欺騙伎倆	多湖輝著	140元
②創造好構想	多湖輝著	140元
③面對面心理術	多湖輝著	160元
④偽裝心理術	多湖輝著	140元
⑤透視人性弱點	多湖輝著	140元
⑥自我表現術	多湖輝著	180元
⑦不可思議的人性心理	多湖輝著	150元
⑧催眠術入門	多湖輝著	150元
⑨責罵部屬的藝術	多湖輝著	150元
⑩精神力	多湖輝著	150元

⑪厚黑說服術	多湖輝著	150元
⑫集中力	多湖輝著	150元
⑬構想力	多湖輝著	150元
⑭深層心理術	多湖輝著	160元
⑮深層語言術	多湖輝著	160元
⑯深層說服術	多湖輝著	180元
⑰掌握潛在心理	多湖輝著	160元
⑱洞悉心理陷阱	多湖輝著	180元
⑲解讀金錢心理	多湖輝著	180元
⑳拆穿語言圈套	多湖輝著	180元
㉑語言的內心玄機	多湖輝著	180元

•超現實心理講座•電腦編號 22

①超意識覺醒法	詹蔚芬編譯	130元
②護摩秘法與人生	劉名揚編譯	130元
③秘法！超級仙術入門	陸　明譯	150元
④給地球人的訊息	柯素娥編著	150元
⑤密教的神通力	劉名揚編著	130元
⑥神秘奇妙的世界	平川陽一著	180元
⑦地球文明的超革命	吳秋嬌譯	200元
⑧力量石的秘密	吳秋嬌譯	180元
⑨超能力的靈異世界	馬小莉譯	200元
⑩逃離地球毀滅的命運	吳秋嬌譯	200元
⑪宇宙與地球終結之謎	南山宏著	200元
⑫驚世奇功揭秘	傅起鳳著	200元
⑬啟發身心潛力心象訓練法	栗田昌裕著	180元
⑭仙道術遁甲法	高藤聰一郎著	220元
⑮神通力的秘密	中岡俊哉著	180元
⑯仙人成仙術	高藤聰一郎著	200元
⑰仙道符咒氣功法	高藤聰一郎著	220元
⑱仙道風水術尋龍法	高藤聰一郎著	200元
⑲仙道奇蹟超幻像	高藤聰一郎著	200元
⑳仙道鍊金術房中法	高藤聰一郎著	200元
㉑奇蹟超醫療治癒難病	深野一幸著	220元
㉒揭開月球的神秘力量	超科學研究會	180元
㉓西藏密教奧義	高藤聰一郎著	250元

•養　生　保　健•電腦編號 23

①醫療養生氣功	黃孝寬著	250元

國家圖書館出版品預行編目資料

爸爸的更年期／河野孝旺、柏木純一著；
劉小惠譯，——初版——臺北市；大展，民86
216面；　　公分——（家庭醫學保健；8）
譯自：お父さんの更年期
ISBN 957-557-715-9（平裝）

1.更年期

417.7　　　　86005486

爸爸的更年期

ISBN 957-557-715-9

原著者／河野孝旺、柏木純一
編譯者／劉　小　惠
發行人／蔡　森　明
出版者／大展出版社有限公司
社　址／台北市北投區（石牌）致遠一路二段12巷1號
電　話／(02) 8236031・8236033
傳　眞／(02) 8272069
郵政劃撥／0166955－1
登記證／局版臺業字第2171號
承印者／國順圖書印刷公司
裝　訂／嶸興裝訂有限公司
排版者／千兵企業有限公司
電　話／(02) 8812643
初版1刷／1997年（民86年）7月

定　價／200元

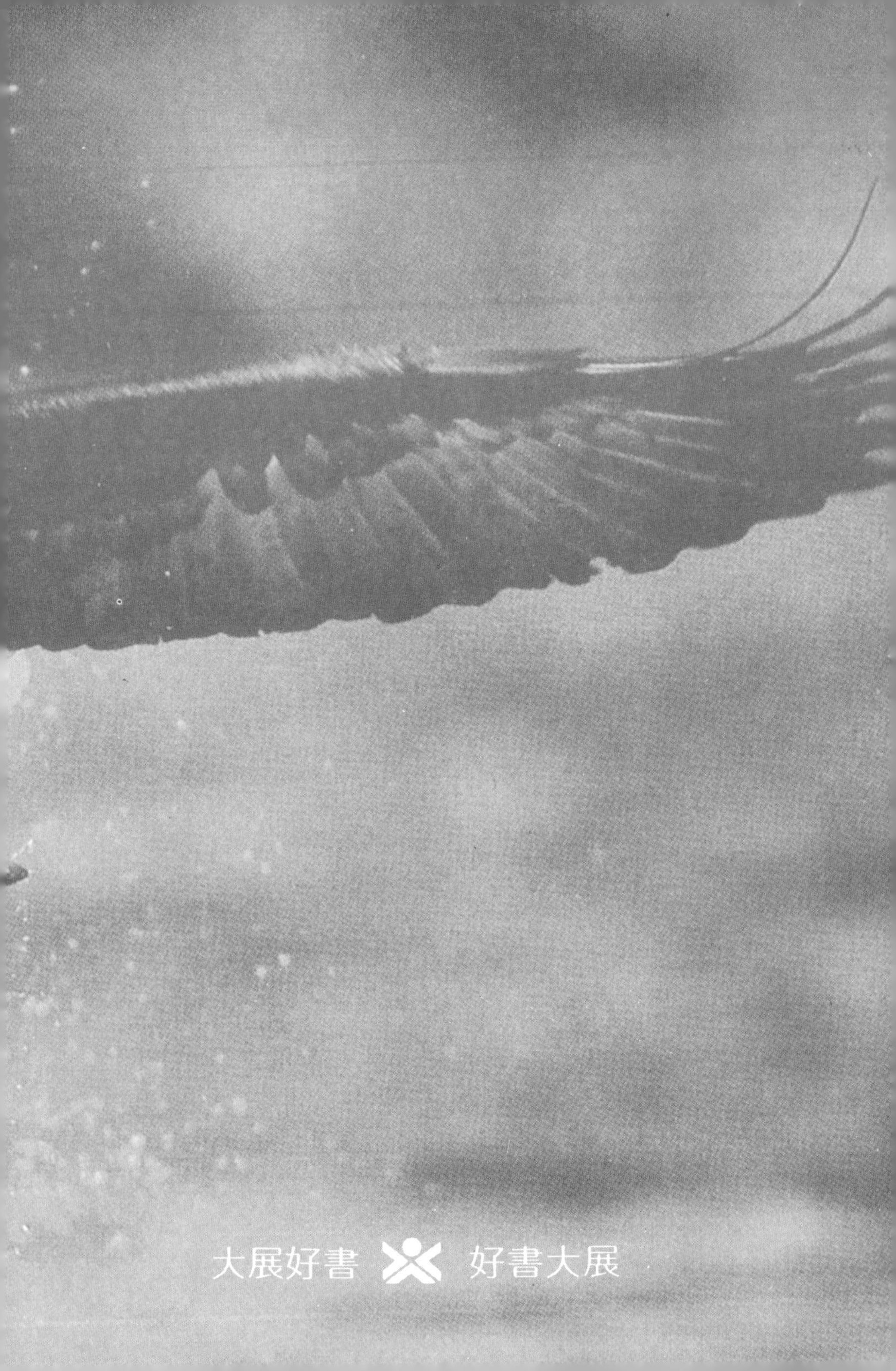
大展好書 好書大展

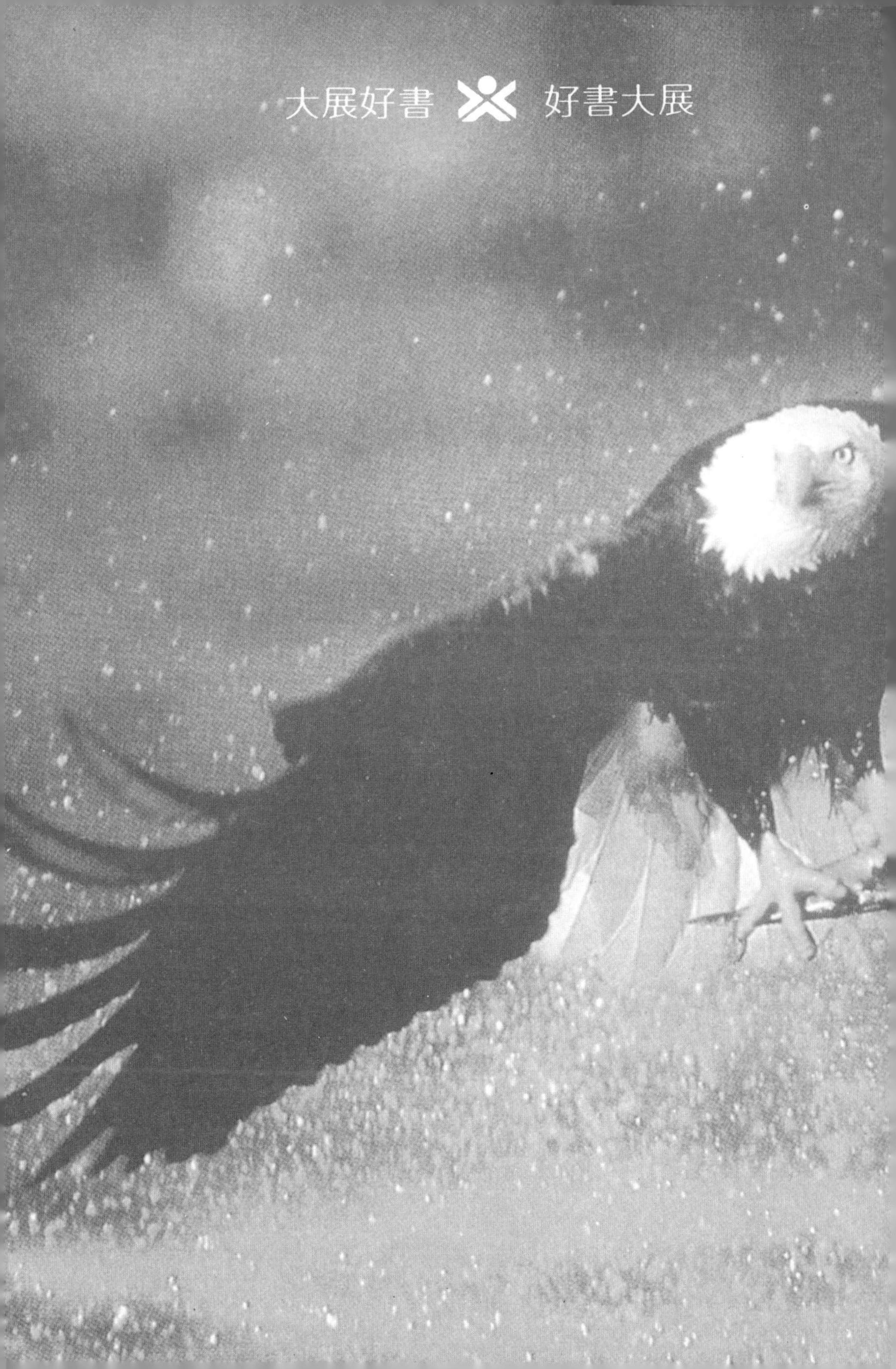
大展好書 好書大展